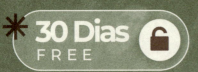

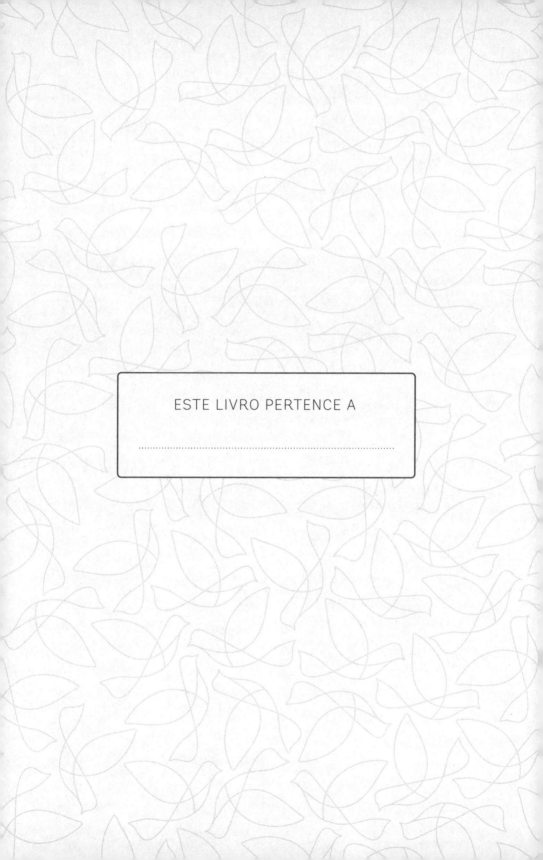

ESTE LIVRO PERTENCE A

NOTA DA PUBLISHER

Não é segredo minha admiração por Camila Saraiva Vieira. Sou muito grata pelo momento em que minha jornada se cruzou com a dela, com sua energia contagiante, seu conhecimento estimulante, sua fé e seu empenho em todos os papéis que exerce, seja como mulher, profissional ou mãe. Uma força que não termina em si, mas extrapola para todas as pessoas a quem ajuda, ensina, influencia e inspira.

Por isso, é com enorme orgulho e satisfação que apresento o devocional desta autora best-seller da casa, *Plenitude*. É comum nos sentirmos deslocados, sem rumo, mas não podemos nos deixar estagnar nessa posição que não é aquela em que desejamos estar. Camila, com sua luz e sabedoria que ilumina a todos à sua volta, agora traz para você, querido leitor, esta leitura diária inspiradora, na qual se propõe a acompanhá-lo em uma jornada de transformação, de reencontro consigo.

Através de reflexões e exercícios práticos sobre autoconhecimento e modos de viver influenciados pela espiritualidade e pelo amor-próprio, ela nos guia no caminho da conquista de uma vida de plenitude como a que você merece viver, como a que ela mesma conseguiu alcançar, e da qual eu sou testemunha e grande fã.

Esta leitura vai lhe proporcionar uma viagem. Tenho certeza de que, ao embarcar, você passará por uma metamorfose irreversível. O destino é você mesmo, e você irá se surpreender. Está pronto?

Boa leitura!

ROSELY BOSCHINI
CEO E PUBLISHER DA EDITORA GENTE

AGRADECIMENTOS

Que toda honra e toda glória deste devocional sejam dadas ao nosso Deus todo-poderoso. O único que é digno de adoração e louvor. Ele que viu em mim um desejo de obedecê-Lo e, creio que apenas por isso, me capacitou por intermédio do Seu Espírito Santo para que este devocional estivesse agora em suas mãos.

Dedico este livro a todas as pessoas que foram usadas por Deus para falarem comigo, dando-me o comando de que eu deveria escrever um devocional. Por mais que as tenha questionado duvidando dessa ordem vir mesmo da parte de Deus, eu me considerava incapaz e sem as credenciais necessárias para isso. Obrigada por serem a boca de Deus na minha vida e por fazerem parte dos planos do Senhor para abençoar milhares de vidas que viverão quarenta dias de transformação em suas vidas por meio desta leitura.

Minha gratidão ao meu esposo, Paulo Vieira, e aos meus filhos Júlia, Mateus e Daniel, que me incentivaram desde o início e apoiaram a minha ausência em muitos momentos, quando todos estavam reunidos em família, e eu trancada no escritório sozinha por horas e horas. Sempre presentes com palavras de carinho e validação. Obrigada pelo apoio fundamental a mim e por se envolverem de maneira tão linda com este projeto para que ele fosse produzido da melhor maneira para cumprir seu propósito de impactar muitas e muitas vidas.

Meu agradecimento especial vai para a minha filha Júlia. Ela foi a primeira pessoa a me mandar escrever um devocional. Ela dedicou tempo e amor, sempre contribuindo com sua criatividade e sua inspiração divina. Obrigada, filha, pelo feedback de algumas leituras que fez, pela escolha do nome e pela sua criticidade na construção de toda a comunicação visual do devocional. Filha, você é preciosa demais e eu sei que a experiência de leitura das pessoas ao viverem essa jornada de quarenta dias será infinitamente melhor porque colocou seu coração aqui.

E quero agradecer principalmente a você, para quem este devocional foi escrito. Obrigada por ter aceitado o meu convite para vivermos juntos uma jornada de quarenta dias de fortes emoções e muito conhecimento. Prometo-lhe que será uma jornada de grande crescimento e transformação, inspirada na palavra de Deus, que vai gerar grandes ganhos em todas as áreas da sua vida.

Aproveite a sua jornada!

Com amor,

CAMILA SARAIVA VIEIRA

QUAL É O OBJETIVO DESTE LIVRO?
—

Só existe plenitude em nossa vida quando temos clareza de *quem nós somos*, do que *somos capazes de realizar* e do que *merecemos viver*. Plenitude se constrói diariamente, por meio das nossas escolhas e, apenas quando emocional e espiritualmente sabemos quem somos, seremos capazes de fazer as escolhas certas, aquelas que nos levam à plenitude em todas as áreas da vida.

Este livro tem como objetivo trazer a palavra de Deus e sua aplicação prática na vida de todo aquele que reconhece que não tem vivido em plenitude e, em algum momento, se esqueceu de quem é de verdade, da sua identidade dada por Deus, do seu valor e papel aqui neste mundo. Nele, eu vou conduzir você, dia após dia, pelo processo de restauração dessa identidade, utilizando sempre a *palavra de Deus*, a minha história e todo o processo que tenho vivido e que tem transformado a minha vida, os meus resultados e a minha história.

Se não fosse a palavra de Deus todos os dias e o fortalecimento da minha conexão com o Pai, eu não teria suportado a dor do processo de transformação do meu caráter e de resgate da minha real identidade, que estava muito distorcida e desconectada do que o Criador havia planejado quando me deu a vida. Eu não estaria hoje usufruindo da minha fase com mais plenitude e não estaria vivendo o meu propósito neste mundo se não tivesse aberto meu coração para ouvir o que o Senhor tinha para me dizer. Hoje, posso dizer que minha vida é um lugar lindo, cheio de paz e da presença de Deus, e, quanto mais eu partilho todo o amor que recebi, abençoando outras vidas, mais sinto a força do agir do Pai em todos os detalhes do meu caminhar.

Tenho certeza de que, com a leitura diária deste livro, à medida que eu conduzir você, segurando na sua mão, trazendo os princípios fundamentais do processo de restauração do amor-próprio e mostrando como construir e fortalecer uma conexão linda e poderosa com Aquele que o amou primeiro e que o chama pelo nome, aprenderá a ouvir Dele quem você nasceu para ser e o que Ele criou você para realizar nesta terra.

Com o hábito diário de meditar na palavra de Deus e trazer consciência para como tem vivido sua vida hoje, você se sentirá confrontado e provocado para realizar grandes mudanças. Porém, à medida que avançar, será desafiado a mudar e fortalecido para não pular fora do barco, não desistir do processo e não perder o melhor da festa, que é usufruir dos planos de Deus para sua vida. Durante essa jornada, você criará uma intimidade e conexão tão linda e poderosa com Ele que nunca mais conseguirá viver sem a Sua presença.

Assim, convido você a segurar em minhas mãos para seguirmos juntos para viver essa jornada. Vamos navegar na palavra da verdade e fazer o caminho de volta para o plano original de Deus para sua vida, sua real identidade e seu propósito.

Ah, é importante se lembrar de que vai precisar de muita coragem, verdade e humildade todos os dias para que todas as escamas sejam tiradas dos seus olhos e possa ver tudo que precisa do toque Dele na sua vida e de uma nova atitude e posicionamento seu.

Por tudo isso, eu convido você a viver verdadeiramente um nível de relacionamento com Deus que até hoje ainda não experimentou. Estaremos juntos! Não vou soltar sua mão enquanto estiver passando pelo processo e celebrarei ao seu lado as vitórias e a vida plena que começa a construir hoje.

1. CONSCIÊNCIA

Dia 1: Como está sua vida hoje? **25**

Dia 2: A verdade liberta **30**

Dia 3: Deixe doer e viva o processo **35**

Dia 4: Celebre as podas da vida, pois delas vêm os bons frutos **40**

2. IDENTIDADE

Dia 5: Você foi feito de modo especial e admirável **49**

Dia 6: Onde foi que eu me perdi? **55**

Dia 7: A vaga da filha do Rei **59**

Dia 8: A identidade é a chave de acesso **64**

3. OBEDIÊNCIA

Dia 9: A obediência dá acesso à promessa **73**

Dia 10: O milagre acontece enquanto você obedece **78**

Dia 11: A visão da promessa o sustenta no processo **83**

Dia 12: O que você desistiu de pedir para Deus? **88**

4. ORGULHO

Dia 13: Qual a origem dele nas nossas vidas? **95**

Dia 14: Quem disse que existe orgulho em mim? **99**

Dia 15: O orgulho nos rouba a consciência **103**

Dia 16: Orgulho de achar que venceu o orgulho **108**

Dia 17: Cuidado com a ofensa **112**

Dia 18: Eu era cego e agora vejo **117**

5. HUMILDADE

Dia 19: O que é humildade e o que não é humildade **125**

Dia 20: Humildade como estilo de vida: treine até se tornar **129**

Dia 21: Permita-se ser afiado **134**

Dia 22: A humildade é pré-requisito para viver a promessa **139**

Dia 23: Humilha-te! Humilha-te! Humilha-te! **143**

6. HÁBITOS QUE TRANSFORMAM ATITUDES

Dia 24: Tudo é narrativa **151**

Dia 25: Seus olhos são bons? **156**

Dia 26: Assim como você pensa na sua alma, assim você é **162**

Dia 27: Sábio e prudente no agir **167**

7. VISÃO POSITIVA DE FUTURO

Dia 28: Sorria para seu futuro **179**

Dia 29: Construindo o futuro por meio da sua fala **184**

Dia 30: Indo além do que limita sua visão **190**

Dia 31: Vivendo a visão **196**

8. PERDÃO

Dia 32: O que é e o que não é perdoar? **205**

Dia 33: Peça perdão! **210**

Dia 34: Perdoe a si mesmo **215**

Dia 35: Você foi perdoado **220**

9. ESTRATÉGIAS PARA VENCER O MUNDO

Dia 36: Seja santo **227**

Dia 37: Creia sem nada duvidar **232**

Dia 38: Não negocie com o pecado **238**

Dia 39: Use a armadura certa **243**

Dia 40: Seu lugar secreto por Júlia Saraiva Vieira **249**

COMO DEVO
USAR ESTE LIVRO?
—

A primeira coisa importante que preciso dizer é que nunca um devocional, nem este nem nenhum outro, vai substituir a leitura da Bíblia Sagrada.
A leitura da palavra de Deus em todos os dias da sua vida é o que fará você crescer, aumentar sua fé, agradar a Deus, aprender os caminhos a serem seguidos, acessar suas promessas e milagres, se apaixonar por Jesus e fazer Dele o senhor e salvador da sua vida, de verdade. Então, todos os dias, separe um tempo especial para você e Deus. Entre em um lugar em que possa dobrar os joelhos, colocar um louvor, adorar a Deus e receber Dele a direção para seu dia e as diversas situações da sua vida por meio da leitura da Bíblia. Feito isso, estará pronto para fazer a leitura deste devocional.

Para que consiga usar seu devocional de modo completo, tirando o melhor proveito dele, gravei um vídeo apresentando-lhe a estrutura deste livro e como deve usá-lo. Na próxima página você lerá o segredo por trás deste devocional e saberá que tem em mãos um projeto que não é apenas da Camila, mas, sim, inspirado por Deus para sua vida.

Por favor, acesse o QR Code, assista ao vídeo e entenda a melhor maneira de usar este devocional para usufruir do que Deus deseja fazer na sua vida por meio deste livro que está em suas mãos.

https://febra.site/explica-devocional-camila-vieira

Viva a jornada nos próximos quarenta dias com muita dedicação e prepare-se para se surpreender com o agir de Deus ao longo desses dias. Abra seus olhos e seu coração para perceber e ser grato, pois Ele fará grandes coisas em sua vida. Esteja atento, perceba, reconheça, agradeça e sinta-se amado e mimado pelo seu Aba (Pai).

**UM SEGREDO
SOBRE ESTE LIVRO**
—

O QUE VOCÊ PRECISA SABER ANTES DE LER

Antes que você mergulhe nos devocionais que trago aqui, preciso confessar que pensei em manter a história por trás deste livro guardada ou, quem sabe, só contar pontualmente para algumas pessoas próximas. Porém, quando abri meu notebook para finalizar as últimas páginas, veio muito forte ao meu coração o entendimento de que essa história é para ser contada a *você*, meu leitor.

Espero que a leia com o coração e a mente abertos e que, de alguma maneira, isso o inspire a ser alguém melhor todos os dias e gere frutos na sua vida.

Então, vamos lá...

Era uma noite do final de novembro de 2021 quando minha filha Júlia entrou no meu escritório e me viu encomendando muitas unidades do livro de devocional *Forte*, da pastora Lisa Bevere, que eu amo e que sempre falou muito ao meu espírito e contribuiu para a minha jornada de fé durante o processo que eu vinha vivendo de me aproximar da minha verdadeira identidade. Então, a Júlia olhou para mim e disse: "Mãe, por que você não para de dar o devocional de outra pessoa e escreve o seu?". Imediatamente, levantei os olhos para a porta onde ela estava de pé e falei: "Que ideia maluca, filha! Eu não sou pastora. Só pastores e líderes espirituais escrevem devocionais". Depois que respondi a Júlia, baixei os olhos, continuei fazendo o que eu estava a fazer e esqueci completamente a ideia dela sobre escrever um devocional.

Passados dois dias, recebi a ligação de uma amiga muito cheia de Deus, que me fez a seguinte pergunta: "Amiga linda (ela costuma falar assim comigo), você está escrevendo um devocional? Pergunto isso porque ontem eu ganhei uma caixa com vários devocionais de uma pastora amiga para eu presentear algumas pessoas neste Natal e, quando peguei a caneta para dedicar os livros, o Espírito Santo falou ao meu coração que era para eu aguardar o devocional que você estava escrevendo". Eu ouvi o que a minha amiga falou e imediatamente vieram à memória as palavras que a Júlia tinha dito dois dias antes, mas a minha resposta para ela foi quase a mesma que dei para minha filha. Eu disse que ela era a segunda pessoa em dois dias que falava sobre isso e que eu nunca tinha pensado em escrever um devocional, até porque... *eu não sou pastora*.

Tenho que confessar a você que, quando a Júlia falou, eu não dei importância e não registrei o assunto na minha mente. Mas depois, com a ligação da minha amiga Patrícia Leal, dois dias depois da pergunta da Júlia, comecei a perguntar para Deus o que aquilo significava, e Ele não demorou para mandar mais sinais e respostas. Poucos dias depois da ligação da Patrícia, aconteceu em São Paulo o primeiro treinamento presencial do meu livro *Viva a sua real identidade*, reunindo centenas de mulheres. No final do último dia, formou-se uma enorme fila de pessoas para tirar foto, autografar o livro e compartilhar seus ganhos e demonstrações de gratidão e carinho. Levou mais ou menos uma hora até a última pessoa ser atendida. Quando a fila estava quase no fim, uma jovem senhora chegou perto de mim, me deu um abraço muito carinhoso, olhou nos meus olhos e me entregou uma caneta, dizendo: "O Senhor me mandou lhe entregar a minha melhor caneta e dizer que ela é para escrever o devocional que Ele quer que você escreva". Naquele momento, eu me emocionei. Agradeci àquela mulher linda e prometi que, se fosse de Deus, mesmo sem me ver habilitada e capaz para realizar, eu iria obedecer. A senhora se despediu de mim e disse que estaria aguardando, pois o Senhor mostrara a ela o devocional pronto. Essa caneta está guardada no meu cofre de joias até hoje e permanecerá nesse lugar, pois para mim ela é um símbolo de Deus falando comigo, dando-me a direção dos próximos passos a seguir.

Cheguei em casa naquela noite, comentei com o Paulo, meu esposo, o que tinha acontecido e disse a ele que iria orar mais uma vez, pedindo confirmação do Senhor para que Ele me mostrasse se tudo isso era mesmo a vontade Dele para minha vida ou coisas de homens ou do diabo querendo me tirar do centro da vontade divina para minha vida. E assim eu fiz. Orei naquela mesma noite pedindo direção de Deus e confirmação de quais eram os planos Dele; pedi que Ele me mostrasse, pois eu iria obedecer. Você não imagina o que aconteceu nas semanas seguintes. Fiz essa oração na madrugada do dia 4 para o dia 5 de dezembro de 2021 e, já na noite do dia 5, recebi o primeiro devocional escrito por um pregador que eu admiro muito. Para se ter uma ideia do número de confirmações que Deus mandou, em um mês, ganhei mais de quinze devocionais. Aonde eu ia, alguém me dava um devocional. Alguns chegaram pelos correios, outros eu ganhava em cultos quando visitava alguma igreja, outros vieram como presentes de Natal de amigos distantes. A verdade é que, para onde eu me virava, um novo devocional chegava às minhas mãos. É importante ressaltar que, desses quinze devocionais que eu ganhei, nenhum era repetido e que antes disso, em toda minha vida cristã, eu nunca tinha ganhado um devocional. Meu marido um dia olhou para mim e perguntou: "Você ainda vai ficar testando a paciência de Deus pedindo confirmação do que já está claro? Agora só falta você começar a obedecer ao comando Dele".

Respondi ao Paulo que eu já estava decidida a obedecer, mesmo sem saber por onde começar e mesmo com uma voz na minha mente dizendo que eu não tinha *autoridade* para escrever, por não ser uma líder espiritual constituída. Eu ia obedecer. E, no mesmo dia, abri meu notebook e comecei a idealizar o projeto deste devocional. A cada passo, pedi em oração ao Espírito Santo que cada palavra que eu colocasse aqui fosse dirigida por Ele para que o propósito de Deus com este projeto fosse cumprido na vida de todas as pessoas que resolvessem lê-lo.

Mas o nosso Deus sabe como cuidar do nosso coração, e Ele me conhece o suficiente para saber que eu ia ficar martelando na minha mente, no meu coração e no meu espírito o fato de ser a primeira pessoa que não tem um título de liderança espiritual a escrever um devocional (pelo menos, eu ainda não conheci outra). Então, veja só como nosso Deus é lindo e cuida dos projetos Dele. Eu estava ministrando o Mulheres Experience em Orlando e recebi a visita da pastora Andrea Carrione, do Rio de Janeiro. E ela, na mesa do almoço, na frente do Paulo e dos meus filhos, me entregou uma visão que Deus tinha dado a ela. E, no meio dessa visão, disse: "Deus colocou um cajado na sua mão esquerda e falou *eu já a tenho e já a chamo como pastora...* No meu reconhecimento no céu e para muitas mulheres na terra, *eu a tenho como pastora*, porque ela tem usado o cajado que Eu lhe dei e tenho dado tais instruções que muitas vezes ela nem entende o que falou e como falou." Naquele momento, toda dúvida saiu do meu coração, e montei um plano de ação para organizar, na minha agenda desafiadora de compromissos, a construção deste livro que está hoje em suas mãos.

Mas, como costumo dizer, eu sou mimada por Deus. Para que não restasse nenhum rastro de dúvida em mim, vinte dias após o Mulheres Experience, fui convidada para gravar um podcast com a dra. Katia Volpe e, quando acabamos a gravação, ela me deu de presente uma Bíblia linda. Quando fui agradecer o presente, ela disse que a ideia não tinha sido dela, mas da sua funcionária que cuidava da copa. Então, pedi que a chamassem para dar-lhe um abraço de gratidão e, enquanto eu a abraçava, ela, cheia do Espírito Santo, começou a falar, para todas as pessoas que estavam na sala ouvirem, que o Senhor mandava me dizer que "para Ele eu era uma pastora... e que eu não estava surpresa em ouvir isso, porque ela era a segunda pessoa que Ele mandava me dizer a mesma coisa".

Eu contei tudo isso para que tenha certeza de que tem em mãos um projeto que não foi idealizado por mim, muito menos algo que fazia parte dos projetos de negócios da nossa empresa. *Você está segurando um projeto que veio direto do coração de Deus para a sua vida* e, por ser assim, creio de todo meu coração que você é um escolhido e que sua leitura deste devocional será conduzida pelo próprio Espírito Santo de Deus. Ele guiará sua mente e seu coração e falará muito com você dia após dia. Declaro que, durante a jornada dos quarenta dias, você será conduzido para um novo e profundo nível de relacionamento com Deus, que, a cada exercício que fizer ao longo dos dias, receberá entendimento, clareza e consciência sobre o que precisa ser transformado na sua vida e tomará decisões importantes que o levarão ao centro da vontade de Deus para a construção de uma vida plena para si e para sua família. Afinal de contas, quando mudamos, tudo muda ao nosso redor.

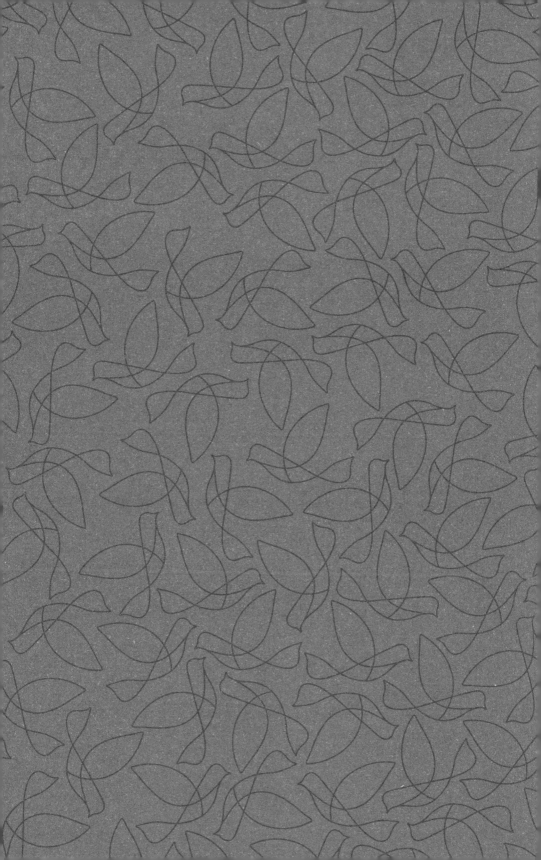

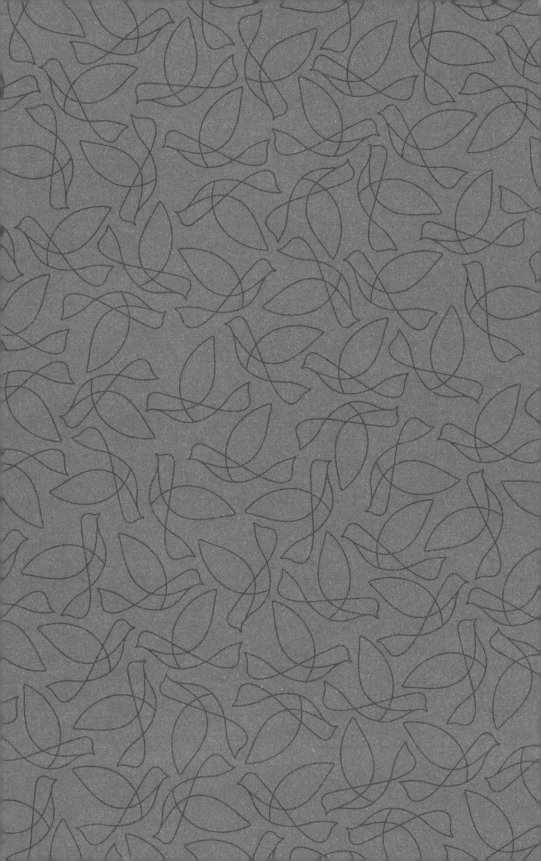

PLENITUDE DE CONSCIÊNCIA

dia 1

Como está sua vida hoje?

> Quem insiste no erro depois de muita repreensão, será destruído, sem aviso e irremediavelmente."
> **(PROVÉRBIOS 29:1)**

Quero começar a nossa jornada diária perguntando: *como vai você*? Como está hoje a sua vida? Como estão seus sentimentos?

É possível que, ao ler essas perguntas, tenha o ímpeto de me responder de modo automático com um rápido "está tudo bem". Ou então, quem sabe, responda dizendo que "está como Deus quer". Na verdade, meu objetivo é fazer você parar um pouco, sair do piloto automático e visitar mentalmente sua vida. Com verdade, responda para si mesmo: como está hoje seu coração? Como anda seu casamento? Como estão seus filhos e sua conexão com eles? Sua relação com seus pais e irmãos está realmente como deve ser? Você tem se sentido disposto e saudável? Como andam suas emoções? Sua vida profissional lhe tem dado prazer e feito sentir-se realizado? Como estão suas finanças? Existe abundância e liberdade ou vive na escassez?

Ao responder a todas as perguntas de maneira verdadeira, você acessa o que chamamos de *consciência sobre o seu estado atual*. Essa consciência é o primeiro passo que precisamos dar na nossa vida para vivermos qualquer mudança que precisamos viver, o passo zero para irmos para o próximo nível de resultados, para irmos além.

Sem consciência, sem reconhecer tudo o que precisa ser transformado em nós, passamos a vida nos movimentando como um barco à deriva, sendo conduzidos de um lado para o outro pelas ondas e pelos ventos fortes, sem chegar a lugar nenhum. Ou então é possível chegarmos, sim, mas em um destino indesejado, um lugar errado, diferente daquele que eu e você desejávamos estar. E esse lugar errado pode ser um divórcio, a solidão de não ter um cônjuge, talvez um problema sério com um filho, a falência do seu negócio ou, quem sabe, uma grande dificuldade financeira. A verdade é que, quando não nos mantemos no estado de consciência da vida que temos levado e das consequências das escolhas que fizemos até aqui, seguimos pela nossa existência de olhos vendados, repetindo os mesmos erros e destruindo tudo à nossa volta, a começar por nós mesmos e pelas pessoas que mais amamos.

Veja o que é dito em Provérbios 29:1, uma palavra sábia sobre não reconhecer os erros:

"Quem insiste no erro depois de muita repreensão, será destruído, sem aviso e irremediavelmente."
(PROVÉRBIOS 29:1)

Eu posso falar com autoridade sobre esse assunto pois era essa pessoa que tinha colocado o barco do meu casamento à deriva. Durante anos vivi no piloto automático, ignorando os sinais de problemas, empurrando para debaixo do tapete os sinais de alerta de que as coisas não iam bem e enchendo a minha mente de um diálogo interno que justificava tudo, que tirava de mim a responsabilidade e me impedia de olhar para o que estava acontecendo com verdade e consciência sobre o que eu precisava mudar em mim. *Eu era como a tola que ignorava a repreensão e que iria ser destruída.*

Fui motivada pela dor e pelo medo de fracassar quando vi meu casamento com data marcada para acabar e iniciei uma jornada desesperada em busca de consciência. Precisava entender onde eu estava errando, precisava ter lucidez sobre o que existia em mim que precisava ser transformado, antes que fosse tarde demais.

Não existe transformação sem consciência. Não existe crescimento sem consciência. Não existe vida abundante sem consciência de tudo o que está disfuncional em nossas vidas e quais são nossos erros em cada área para que possamos mudar nossos comportamentos e acessar as promessas de Deus para nós.

COMO ESTÁ SUA VIDA HOJE?

TRAZENDO CONSCIÊNCIA

Convido você agora a pegar papel e caneta e escrever com coragem e verdade todas as áreas da sua vida que hoje precisam de transformação. Para cada uma dessas áreas, escreva um ou dois comportamentos seus que causaram os problemas que vive hoje e quais são os prejuízos (problemas) que tem por causa desses comportamentos. Reconheça que os problemas atuais são os frutos das suas velhas plantações, são os feedbacks da vida pelas escolhas que fez até aqui, e que só mudando sua mentalidade e seus comportamentos poderá construir uma nova história para sua vida. Lembre-se de que o primeiro passo é a *consciência*. Vou deixar um exemplo a seguir para que faça o exercício.

EXEMPLO
ÁREA DA VIDA: Financeira.
COMPORTAMENTOS INADEQUADOS: Não tenho controle do dinheiro que ganho e gasto. Sempre compro mais do que deveria.
CONSEQUÊNCIAS: Estou endividado, pagando juros de cheque especial. Não tenho mais credibilidade no meio da família e amigos, estou com ansiedade e me sinto culpado.

Agora é sua vez! Faça o exercício para todas as áreas da sua vida em que hoje você colhe problemas pelos seus comportamentos.

ÁREA DA VIDA 1
Comportamentos inadequados
....
....
....

Consequências
....
....
....
....

ÁREA DA VIDA 2
Comportamentos inadequados

Consequências

ÁREA DA VIDA 3
Comportamentos inadequados

Consequências

COMO ESTÁ SUA VIDA HOJE?

PARA OUVIR DURANTE A REFLEXÃO

Aponte agora seu celular para o QR Code ao lado ou então acesse o link que deixarei a seguir. Essa foi a música que escolhi para que você inicie suas orações louvando ao Pai e entrando em comunhão com o Espírito Santo.

"ÁGUAS PURIFICADORAS" – DIANTE DO TRONO
http://febra.site/plenitudeplaylist

ORAÇÃO

PAI, EU TE APRESENTO HOJE A MINHA MENTE, AS MINHAS EMOÇÕES E O MEU INTELECTO. EU TE PEÇO, SENHOR, QUE ABRAS OS MEUS OLHOS, PARA QUE EU, SEM MENTIRAS E SEM JUSTIFICATIVAS, POSSA ENXERGAR TUDO QUE PRECISA DE TRANSFORMAÇÃO EM MIM. QUE EU IDENTIFIQUE, COM CLAREZA, OS PREJUÍZOS QUE MEUS ERROS CAUSARAM NA MINHA VIDA E NA VIDA DAS PESSOAS QUE EU AMO. PEÇO QUE TU ME CAPACITES PARA QUE EU SEJA A PESSOA SÁBIA QUE RAPIDAMENTE APRENDE DIANTE DAS REPREENSÕES, QUE EU TENHA HUMILDADE PARA RECONHECER MEUS ERROS E MUDAR RAPIDAMENTE. TEM MISERICÓRDIA, SENHOR, DE MIM. EU TE PEÇO PERDÃO, PAI, PELOS MEUS ERROS ATÉ AQUI E EU DECIDO, COM A AJUDA DO ESPÍRITO SANTO NA MINHA VIDA, CONSTRUIR A VIDA ABUNDANTE QUE O SENHOR PROMETEU PARA MIM. PEÇO TUDO ISSO EM NOME DE JESUS. AMÉM.

ORAÇÃO PESSOAL

Agora chegou o momento de fazer sua oração pessoal. Abra seu coração, dobre seus joelhos e converse com Deus. Deixe que suas palavras, sua história e suas emoções guiem você neste momento.

dia 2

A verdade liberta

> Vocês pertencem ao pai de vocês, o diabo, e querem realizar o desejo dele. Ele foi homicida desde o princípio e não se apegou à verdade, pois não há verdade nele. Quando mente, fala a sua própria língua, pois é mentiroso e pai da mentira."
> **(JOÃO 8:44)**

Tudo o que não é *verdade* é *mentira*. Simples assim! Não existe uma escala de variações levando da verdade para a mentira. Não existe meia verdade ou meia mentira. *O que não é verdade é mentira.*

E por que é que mentimos? A mentira entrou na vida da maior parte de nós desde a infância, quando mentíamos para mostrar para as outras crianças que éramos mais fortes, mais inteligentes, mais bonitos, mais ricos do que de fato acreditávamos que éramos. Pela necessidade de ser aceito, de se sentir importante e pertencente a um grupo, a mentira sempre foi uma grande aliada; assim *vendíamos* para as outras pessoas alguém que, na verdade, nem nós acreditávamos que éramos.

Sabe quando vamos contar um fato que vivemos, algo que aconteceu com a gente e, sem perceber, como se fosse automático, narramos a história com lentes de aumento (exagero)? Quando damos mais ênfase a cada fala, ao tamanho do desafio enfrentado, como temos que ser fortes para suportar ou inteligentes para vencer? Pois é, tudo isso, em outras palavras, é exagero. *E todo exagero é mentira.* Só exageramos porque queremos chamar atenção, de alguma maneira, para nós.

A VERDADE LIBERTA

A mentira também entra em nossa vida para nos ajudar a fugir da rejeição, da crítica, do julgamento e da acusação. Éramos crianças bem pequenas quando descobrimos que, se negarmos nossos erros ou mentirmos sobre nossas falhas, seríamos poupados da dor da punição. Então a mentira passou a ser natural. Sempre que estamos diante de uma situação em que existe o risco de sermos expostos à crítica pelos nossos erros, temos o ímpeto de mentir ou de omitir. O problema é que a mentira ou a omissão nos rouba a consciência e adultera nosso caráter. A mentira ou a omissão nos impedem de reconhecer nossos erros; logo, nos impedem de nos arrependermos e pedirmos perdão a fim de mudarmos nossos comportamentos e nosso caráter.

Na minha vida, por ter sido muito criticada na infância, aprendi bem cedo a criar estratégias para me blindar de novas críticas e ainda atrair elogios para mim, saciando a carência emocional de me sentir admirada. E, infelizmente, as estratégias que eu trouxe para minha vida foram a mentira, o exagero, as falhas escondidas. Se tudo isso são modos de mentir, eu me tornei uma mentirosa. A mentira durante anos me impediu de olhar para mim com verdade, de reconhecer meus maus comportamentos, de me arrepender e mudar. A mentira se manifesta de várias maneiras e todas elas são traiçoeiras. Ela pode ser manifestada como exagero, dissimulação, negação de um erro ou omissão. Tudo isso é mentira! Tudo rouba nossa consciência. Tudo corrompe nosso caráter e nos afasta de nossa vida como filhos de Deus. Até porque o pai da mentira é o diabo. E nós, como filhos de Deus, não podemos andar de mãos dadas com o inimigo do nosso Pai.

Espiritualmente, a mentira que praticamos dá autorização e legalidade para que as trevas interfiram em nossa vida.

Vocês pertencem ao pai de vocês, o diabo, e querem realizar o desejo dele. Ele foi homicida desde o princípio e não se apegou à verdade, pois não há verdade nele. Quando mente, fala a sua própria língua, pois é mentiroso e pai da mentira."
(JOÃO 8:44)

Assim como está escrito no texto de hoje, João 8:44, quando mentimos abrimos portas espirituais e dizemos para aquele que veio matar, roubar e destruir que estamos jogando no time dele; logo, dizemos que temos uma aliança com ele. Difícil ler isso? Pois é... Mas é exatamente assim que acontece quando não decidimos abominar a mentira da nossa vida.

Outro grande prejuízo da mentira é que ela nos emburrece. Quem primeiro escuta a mentira contada por nós somos nós mesmos. E, quando nos convencemos, a partir das justificativas, do exagero, da manipulação e da mentira puramente dita, nós damos um comando para nosso cérebro de que já fizemos tudo certo, que não houve falhas, então não temos nada para aprender e mudar. A mentira nos cega e nos aprisiona em uma zona de conforto perigosa, paralisando nosso crescimento como seres humanos.

Imagino que, neste exato momento, você esteja lutando com sua mente. Uma luta entre a verdade e seu ego. A verdade traz agora à memória todos os momentos em que exagerou, omitiu, manipulou, disfarçou, negou um erro e inventou uma história para se proteger e ou se sentir importante e valorizado. Seu ego, por outro lado, está contando um monte de justificativas e explicações para convencê-lo de que não fez nada de errado e, assim, manter você nesse lugar de aliança com a mentira, com o pai dela e com a vida medíocre e infeliz do mentiroso.

TRAZENDO CONSCIÊNCIA

Como digo que sou filho amado de Deus se me comporto como filho do diabo? Entendendo o poder destruidor da mentira em nossas vidas e sabendo que só a venceremos com a verdade, convido você agora a relacionar nas linhas a seguir quais são as mentiras, exageros e omissões que você tem falado para si mesmo e/ou para outras pessoas e que hoje decide eliminar da sua vida, quebrando toda aliança que fez com as trevas. Será preciso calar seu ego e encher seu coração de verdade para que toda a mentira contada para o mundo e para si mesmo venha à sua mente e possa se arrepender e abandonar esse tipo de comportamento.

Mentiras que contei e vivi até aqui:

....
....
....
....

PLENITUDE

PARA OUVIR DURANTE A REFLEXÃO

Aponte agora seu celular para o QR Code ao lado ou então acesse o link que deixarei a seguir. Essa foi a música que escolhi para que você inicie suas orações louvando ao Pai e entrando em comunhão com o Espírito Santo.

"MEU PRAZER" – GÉZI MONTEIRO
http://febra.site/plenitudeplaylist

ORAÇÃO

PAI, EU HOJE ABRO A MINHA BOCA PARA O CÉU OUVIR, PARA A TERRA OUVIR E PARA O INFERNO OUVIR. E CONFESSO, DIANTE DO SENHOR, TODAS AS MENTIRAS QUE EU VINHA VIVENDO. EU ME ARREPENDO, JESUS, DE _____ (CITAR AQUI TODAS AS MENTIRAS QUE VOCÊ RELACIONOU ACIMA) E DECIDO QUE, A PARTIR DE HOJE, DIA ____, EU FIRMO UM COMPROMISSO COM O SENHOR DE NUNCA MAIS USAR A MENTIRA NA MINHA VIDA. DECIDO QUE A MINHA BOCA, AS MINHAS AÇÕES E AS MINHAS ESCOLHAS SERÃO SEMPRE PELA VERDADE A PARTIR DE HOJE, POIS ENTENDI QUE A VERDADE É O ÚNICO CAMINHO PARA APRENDER E SER TRANSFORMADO E ME MANTER CONECTADO A TI E TE AGRADANDO. PERDOA-ME POR TODAS AS VEZES QUE EU TROUXE O DIABO PARA MINHA VIDA E EU CLAMO QUE OS TEUS ANJOS ESTEJAM FECHANDO AGORA TODAS AS BRECHAS ESPIRITUAIS QUE EU ABRI COM OS MEUS PECADOS, COM AS MENTIRAS QUE EU FALEI E QUE O SANGUE DE CRISTO DERRAMADO NA CRUZ LAVE AGORA A MINHA VIDA, A MINHA FAMÍLIA E TUDO O QUE LEVA O MEU NOME, BLINDANDO-ME COMO UM FILHO OBEDIENTE QUE AMA E QUE TEME AO SENHOR. EU NÃO ABRIREI MAIS MÃO DE CAMINHAR NOS TEUS CAMINHOS. EU TE AMO, JESUS, E OBRIGADO PELO TEU PERDÃO.

ORAÇÃO PESSOAL

Agora chegou o momento de fazer sua oração pessoal. Abra seu coração, dobre os joelhos e converse com Deus. Deixe que suas palavras, sua história e suas emoções guiem você neste momento.

Deixe doer e viva o processo

 Em Damasco havia um discípulo chamado Ananias. O Senhor o chamou numa visão: 'Ananias!' 'Eis-me aqui, Senhor!', respondeu ele. O Senhor lhe disse: 'Vá à casa de Judas, na rua chamada Direita e pergunte por um homem de Tarso chamado Saulo. Ele está orando; numa visão viu um homem chamado Ananias chegar e impor-lhe as mãos para que voltasse a ver'.
Respondeu Ananias: 'Senhor, tenho ouvido muita coisa a respeito desse homem e de todo o mal que ele tem feito aos teus santos em Jerusalém.
Ele chegou com autorização dos chefes dos sacerdotes para prender todos que invocam o teu nome'.
Mas o Senhor disse a Ananias: 'Vá! Este homem é meu instrumento escolhido para levar o meu nome perante os gentios e seus reis, e perante o povo de Israel.
Mostrarei a ele o quanto deve sofrer pelo meu nome'."
(ATOS 9:10-16)

PLENITUDE

No texto bíblico apresentado anteriormente, vemos o agir de Deus na vida de Saulo, levando-o a um lugar de profunda dor, insegurança e medo para que ele pudesse ser apresentado à sua nova versão, a versão escolhida por Deus para mudar o cristianismo no mundo. Para transformar-se em Paulo, Saulo passou por um processo. Ele teve que ser literalmente jogado ao chão por Jesus, teve que perder sua visão, perdendo assim seu controle e sua tão conhecida força e coragem para perseguir os cristãos. Como não enxergava mais, precisou ser conduzido pelas mãos de outras pessoas, na mais profunda dependência, e passou três dias sem ver, sem comer e sem beber. Tudo isso até que Deus mandou Seu servo Ananias para mostrar o poder de Jesus para Saulo, para que escamas saíssem dos seus olhos e ele voltasse a ver e para que fosse cheio do poder do Espírito Santo de Deus.

Já entendemos que a mentira entrou na nossa vida como uma estratégia para fugirmos da dor da rejeição, da crítica e da humilhação. Ela adormeceu a nossa consciência sobre quem estamos sendo, tornando-nos insensíveis aos nossos erros e maus caminhos, além de nos roubar a possibilidade de arrependimento e mudança. E, agora que entendeu os prejuízos e decidiu caminhar aliançado com a verdade, eu preciso dizer que, assim como foi doloroso o processo de Saulo para se transformar em Paulo, o processo de resgate da sua verdadeira identidade, aquela dada por Deus para sua vida, e o alinhamento dos seus velhos comportamentos aos novos hábitos de quem decide manifestar a glória de Deus na terra onde quer que esteja, em muitos momentos, *vão doer*.

Vão doer porque vai se deparar com uma versão sua que sempre fez questão de esconder. Vão doer porque talvez descubra que você não é um super-herói, belo, forte e cheio apenas de virtudes em seu caráter. Vão doer porque talvez tenha vivido uma personagem até aqui e há tanto tempo não se conecta com sua essência que até já esqueceu quem de fato é. Vão doer porque *dói* reconhecer os maus comportamentos, olhar para quem de fato vinha sendo para que possa se arrepender de verdade. Olhar nos olhos de quem feriu ou machucou, admitir com verdade seus erros e pedir perdão, *dói*. Mas essa dor liberta, essa dor cura, essa dor transforma seu caráter. Ela quebra maldições, restaura as emoções. Ela faz sarar as feridas da sua alma e, principalmente, permite que se enxergue com verdade, coragem e humildade. Por fim, essa dor restitui sua identidade verdadeira.

Durante o processo que vivi, por vários momentos a dor da consciência e do processo de treinar meu coração e minha mente a se humilhar, a se arrepender e a pedir perdão pelos meus erros foi tão grande que vinham sempre pensamentos e diálogos internos que tentavam me parar. Pensamentos de que não tinha mais jeito, que meu esforço não valeria a pena, pois eu não conseguiria reparar os erros do passado e estaria sempre em dívida com quem eu machuquei. Mas a verdade é que esses pensamentos só queriam roubar de mim a vida que eu fui feita para viver, os planos de Deus para minha vida. Minha mente era meu maior desafio, o maior campo de batalha nesse caminho de transformação. Hoje eu vejo tudo que o Senhor tem feito em mim e por meu intermédio, e entendo o porquê dos pensamentos e comportamentos de autossabotagem que tentaram me parar.

Então não fuja da dor, não fuja do constrangimento, não fuja do desprazer. Se for preciso se humilhar, humilhe-se. Deixe doer! Viva o processo de ser transformado todos os dias pela verdade, que é Jesus. Deixe a palavra de Deus encher seu coração produzindo fé, esperança e amor. E, à medida que aprende a alimentar sua alma e a fortalecer seu espírito no Pai, você tira da sua vida tudo o que não combina com você e se torna mais parecido com Aquele que o criou e nos mandou sermos seus imitadores. Ele nos mandou seguirmos Seus passos de humildade e amor.

TRAZENDO CONSCIÊNCIA

Quero que saiba que viver um processo não é apenas ler um livro, fazer um treinamento e achar que isso de modo isolado vai mudar sua vida. Viver um processo é se mover todos os dias de maneira intencional com um conjunto de ações que vão levar você aos seus objetivos de transformação pessoal e novos resultados em todas as áreas da sua vida, principalmente nas áreas que mais precisam de mudanças hoje. Isso é viver um processo! Um plano de ação claro em que todos os dias faz as escolhas certas para atingir um objetivo: sua vida plena.

Entendo que existe em você, assim como ainda existe em mim, um processo de transformação pessoal a ser seguido, um caminho a ser trilhado que vai aproximar você de quem Deus o fez para ser e de tudo que Deus vai realizar por meio da sua nova identidade. Então peço que relacione abaixo cinco decisões que toma hoje que vão mudar grandes e pequenas coisas em sua vida. Escolha novos comportamentos diários que vão mudar todas as áreas, mas, principalmente, aquela que hoje causa mais preocupação e sofrimento.

Para ajudá-lo na compreensão do que é viver um processo e como montar um plano de ação para que ele seja colocado hoje em prática, gostaria que assistisse com atenção a um trecho do treinamento do meu livro *Viva a sua real identidade* (Editora Gente, 2021) em que eu explico direitinho o caminho para

PLENITUDE

iniciar um processo de transformação. Assista a esse trecho entrando no QR Code abaixo e depois escreva suas decisões e um plano de ação para viver seu processo e acelerar a construção da sua vida plena.

https://febra.site/o-que-processo-camila-vieira

Agora que você entendeu o que é viver é um processo, escreva a seguir quais são as ações e os novos comportamentos diários que vai inserir em sua rotina para iniciar seu processo.

Seja intencional na definição do conjunto de ações que farão você viver uma transformação, concentrando seu esforço nas áreas que hoje mais precisam de mudanças.

....
....
....
....
....
....
....
....
....
....
....
....

DEIXE DOER E VIVA O PROCESSO

PARA OUVIR DURANTE A REFLEXÃO

Aponte agora seu celular para o QR Code ao lado ou então acesse o link que deixarei a seguir. Essa foi a música que escolhi para que você inicie suas orações louvando ao Pai e entrando em comunhão com o Espírito Santo.

"NÃO FOI POR ACASO" – PAULO NETO
http://febra.site/plenitudeplaylist

ORAÇÃO

MEU PAI E MEU SENHOR, EU HOJE QUERO SÓ TE AGRADECER PELA OPORTUNIDADE QUE TU ME DÁS DE TODOS OS DIAS ME ARREPENDER E MUDAR, APESAR DOS MEUS ERROS DO PASSADO, MINHAS ESCOLHAS ERRADAS, MEUS PECADOS E TRANSGRESSÕES. GRATIDÃO, PAI, PELO TEU AMOR, TEU PERDÃO E TUA MISERICÓRDIA, QUE SE RENOVAM NA MINHA VIDA TODAS AS MANHÃS. EU DECIDO VIVER TODOS OS DIAS O PROCESSO DE TRANSFORMAÇÃO QUE EU PRECISO VIVER PARA ME TORNAR A PESSOA QUE TU PLANEJASTE PARA MIM. PEÇO-TE QUE ME SUSTENTES COM FÉ E COM AMOR NOS DIAS MAIS DIFÍCEIS E QUE BLINDES MINHA MENTE E MEUS PENSAMENTOS PARA QUE NADA EM MIM ME ROUBE DA VIDA QUE EU DECIDO HOJE VIVER EM TI.

ORAÇÃO PESSOAL

Agora chegou o momento de fazer sua oração pessoal. Abra seu coração, dobre os joelhos e converse com Deus. Deixe que suas palavras, sua história e suas emoções guiem você neste momento.

dia 4

Celebre as podas da vida, pois delas vêm os bons frutos

Eu sou a videira verdadeira, e meu Pai é o agricultor.
Todo ramo que, estando em mim, não dá fruto, ele corta; e todo que dá fruto ele poda, para que dê mais fruto ainda.
Vocês já estão limpos, pela palavra que lhes tenho falado.
Permaneçam em mim, e eu permanecerei em vocês. Nenhum ramo pode dar fruto por si mesmo, se não permanecer na videira. Vocês também não podem dar fruto, se não permanecerem em mim.
"Eu sou a videira; vocês são os ramos. Se alguém permanecer em mim e eu nele, esse dá muito fruto; pois sem mim vocês não podem fazer coisa alguma.
Se alguém não permanecer em mim, será como o ramo que é jogado fora e seca. Tais ramos são apanhados, lançados ao fogo e queimados.

> Se vocês permanecerem em mim, e as minhas palavras permanecerem em vocês, pedirão o que quiserem, e lhes será concedido.
> Meu Pai é glorificado pelo fato de vocês darem muito fruto; e assim serão meus discípulos."
> **(JOÃO 15:1-8)**

Que mensagem mais poderosa Jesus nos dá por meio desse diálogo que teve com Seus discípulos pouco antes de morrer. Ele nos compara a um ramo de uma árvore, onde Ele é a árvore em que o ramo precisa estar. Só quando estamos de verdade em Cristo podemos gerar bons frutos em nossa vida.

Precisamos ter sempre a consciência de que nossas experiências de vida adulteraram nossa identidade e, com isso, nosso caráter. Precisamos saber também que um caráter corrompido é bastante suscetível a uma vida marcada por erros, escolhas ruins e pelo pecado. Esses são nossos frutos, o que fazemos, quando estamos sendo guiados pelo nosso coração humano que insiste em ser insubordinado e independente de Deus.

O primeiro passo para uma mudança dos frutos que estamos produzindo na nossa vida é a coragem e a humildade de reconhecer os frutos atuais e discernir sobre a qualidade deles. Quando olhamos para uma bananeira, não podemos esperar outros frutos pendurados nela a não ser bananas. Se você nunca viu uma bananeira, mas, caminhando em uma mata, vir bananas penduradas em uma árvore, rapidamente saberá que é uma bananeira. Com a minha vida e a sua é do mesmo modo. Não adianta querermos convencer a nós mesmos e aos outros colocando uma placa de "sou santo", "sou correto", "sou honesto", "sou generoso", "sou humilde", "sou bom", se o que a nossa existência tem produzido na vida de outras pessoas é diferente. Se nossas palavras e nossos comportamentos não são de santidade, honestidade, humildade e bondade, estamos só nos enganando, tentando enganar as outras pessoas e achando que estamos enganando a Deus. E é esse autoengano que nos impede de mudar nossa vida e que nos afasta de uma vida plena e abundante.

> Assim, pelos seus frutos vocês os reconhecerão!"
> **(MATEUS 7:20)**

Em Mateus 7:20, Jesus é claro quando diz que o ramo que não gera bons frutos Ele corta e lança fora, e que esse ramo cortado, por não estar mais conectado à árvore (Cristo), seca e é lançado ao fogo. Eu tenho certeza de que, assim como eu, você jamais gostaria de ser como um ramo infrutífero, desconectado de Jesus e queimado. Então, *sigamos todos os dias examinando nosso coração e nossos comportamentos, nos arrependendo quando errarmos, pedindo perdão a Deus pelos nossos pecados e aos seres humanos quando errarmos com eles* para que nosso ramo tenha vida e esteja sempre recebendo do néctar da árvore que é Cristo.

O segundo passo é sermos intencionais na geração dos nossos frutos. Precisamos saber que, todos os dias, do acordar ao dormir, temos que fazer as escolhas certas, estar nos lugares certos, falar as palavras certas e nos conectarmos com as pessoas certas. Estamos o tempo todo gerando frutos. A questão é que nossos frutos só serão verdadeiramente bons se estivermos conectados à árvore da vida, Jesus. Não tem como nossa fonte jorrar água pura se ela não estiver recebendo água da fonte certa, da fonte pura e que gera vida que é Cristo. Então é arrogância imaginarmos que conseguiremos fazer as coisas certas se vivemos tendo uma vida distante da *palavra de Deus* que nos ensina, nos exorta e nos constrange. É muito prepotente da nossa parte imaginarmos que venceremos o pecado e o coração orgulhoso sem tempo de *oração*, de joelhos no chão e coração quebrantado e arrependido diante do Pai. E é sinal de autossuficiência demais imaginar que conseguiremos ter pensamentos de paz e sentimentos bons sem encher a nossa vida de *louvor e adoração*.

A verdade é que só somos capazes de uma vida que agrada a Deus quando buscamos de modo intencional todos os dias a nossa conexão com Ele. Esse tempo em que você está fazendo este devocional tem também como grande objetivo criar na sua vida o hábito de todos os dias se alimentar da árvore que o sustenta: Jesus.

O terceiro passo para sermos um ramo cujos frutos glorificam a Deus é recebermos com humildade e sabedoria as *podas da vida e de Deus*. Lembre-se de que *"todo que dá fruto Ele poda, para que dê mais fruto ainda".* Quando estamos decididos a viver uma vida no centro da vontade de Deus para nós, quando entendemos quem somos Nele e o que Ele colocou em cada um de nós para que, nesta terra, nossa vida aponte para Cristo, precisamos saber que seremos *podados* constantemente pelo *agricultor* ("*Eu sou a videira verdadeira, e meu Pai é o agricultor*" [João 15:1]).

Na agricultura, a poda é definida como a arte e a técnica de orientar e educar as plantas para regularizar a produção e melhorar a qualidade dos frutos. Que lindo, não é mesmo? É exatamente assim comigo e com você quando Deus nos poda em nossa vida. Quando Ele permite que vivamos algumas situações de dor, Ele está nos podando. Muitas vezes essas situações são consequências dos nossos erros, são nossas colheitas. Outras vezes não necessariamente nós fizemos algo para estar passando por uma grande poda. Por exemplo, quando enfrentamos um grande desafio, como algumas doenças graves ou, quem sabe, a perda trágica e repentina de uma pessoa muito amada. Mas a verdade é que Deus conhece exatamente o que Ele colocou dentro de cada um de nós. Ele sabe o que somos capazes de suportar e o que precisamos viver (ser podados) para que tenhamos nossa fé, nosso caráter e nossa resiliência alinhados aos grandes planos Dele para nossas vidas, e por meio de nossa vida. Então, diante das dores e desafios que enfrentamos, precisamos perguntar o que é necessário mudar, o que é preciso aprender e como vamos crescer com aquela dor para que os novos ramos nasçam muito mais belos, fortes, resistentes e frutíferos do que eram antes.

Nada é por acaso. Há propósito em tudo que vivemos. Quando olho para minha vida, para todas as podas que tenho recebido de Deus, vejo primeiro o quanto Ele foi e é bondoso e misericordioso comigo nos meus erros. Depois, meu coração arde de amor por Ele quando vejo que nenhuma lágrima que derramei foi em vão, que hoje sou muito mais parecida com a mulher que Ele me fez para ser e que, por meio da minha poda, do meu processo de alinhamento, milhares de outras vidas estão podendo conectar-se com a *videira (Jesus)* para terem suas jornadas transformadas. Hoje eu aprendi, mesmo no meio das minhas lutas e dos meus desafios, a ser grata e ter convicção de que valerá a pena, que nada é por acaso e que, se eu for capaz de aprender e mudar no meio dessa dor, eu verei muitos e lindos frutos na minha vida e a partir dela. Frutos que glorificam a Deus.

TRAZENDO CONSCIÊNCIA

Com coragem, verdade e humildade, olhando para sua vida, qual é a qualidade dos frutos que você tem produzido? Seus comportamentos, suas atitudes e suas palavras têm glorificado a Deus? O primeiro passo de toda transformação que desejamos viver sempre será a consciência, então escreva nas linhas a seguir quais são os maus frutos que reconhece ter hoje e que deseja eliminar da sua vida.

PLENITUDE

Se você vive agora uma situação desafiadora e de dor, algo que tem roubado sua alegria, escreva abaixo sobre qual é essa situação. Depois, com *autorresponsabilidade*, escreva uma relação de ganhos que terá na sua vida se aproveitar essa *poda* para crescer, mudar e aprender, tornando-se todos os dias o ramo perfeito, a imagem do seu Criador e a cara da pessoa que Ele o fez para ser.

CELEBRE AS PODAS DA VIDA, POIS DELAS VÊM OS BONS FRUTOS

PARA OUVIR DURANTE A REFLEXÃO

Aponte agora seu celular para o QR Code ao lado ou então acesse o link que deixarei a seguir. Essa foi a música que escolhi para que você inicie suas orações louvando ao Pai e entrando em comunhão com o Espírito Santo.

"HOSANA" – MARIANA VALADÃO
http://febra.site/plenitudeplaylist

ORAÇÃO

MEU SENHOR, DEUS DE TODA A ETERNIDADE, QUE PRIVILÉGIO TER A TUA PALAVRA PARA ORIENTAR A MINHA VIDA. EU TE AGRADEÇO PRIMEIRO POR ME PERMITIR, POR INTERMÉDIO DE CRISTO NA CRUZ, SER UM RAMO CONECTADO A TI. TE AGRADEÇO A PROMESSA DA VIDA ETERNA E O PRIVILÉGIO DE SER CHAMADO DE TEU FILHO. OBRIGADO, JESUS, POR CONDUZIRES MINHA VIDA, POR ME PERMITIRES PASSAR POR PROVAÇÕES, POR APERFEIÇOARES MEU CARÁTER EM AMOR E POR ME PERDOARES. EU TE PEÇO PERDÃO PELOS MAUS FRUTOS QUE VINHA PRODUZINDO NA VIDA POR CAUSA DAS MINHAS MÁS ESCOLHAS E TE CLAMO POR SABEDORIA E SANTIDADE PARA QUE TUDO QUE EU FAÇA NA MINHA VIDA GLORIFIQUE O TEU NOME. TE AMO, JESUS, E SOU GRATO POR TEU AMOR E CUIDADO COM A MINHA VIDA.

ORAÇÃO PESSOAL

Agora chegou o momento de fazer sua oração pessoal. Abra seu coração, dobre os joelhos e converse com Deus. Deixe que suas palavras, sua história e suas emoções guiem você neste momento.

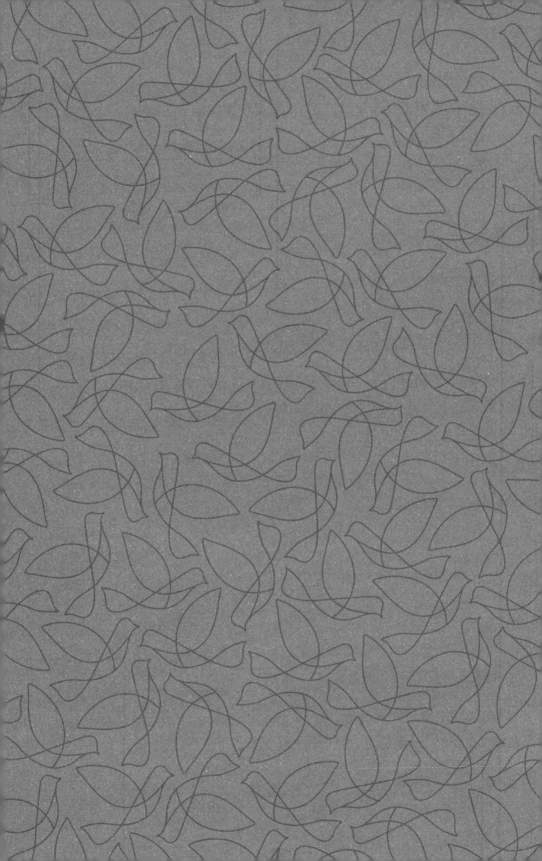

PLENITUDE NA IDENTIDADE

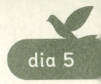

dia 5

Você foi feito de modo especial e admirável

> Tu criaste o íntimo do meu ser e me teceste no ventre de minha mãe.
> Eu te louvo porque me fizeste de modo especial e admirável. Tuas obras são maravilhosas! Disso tenho plena certeza.
> Meus ossos não estavam escondidos de ti quando em secreto fui formado e entretecido como nas profundezas da terra.
> Os teus olhos viram o meu embrião; todos os dias determinados para mim foram escritos no teu livro antes de qualquer deles existir."
> **(SALMO 139:13-16)**

Quando um engenheiro quer conhecer uma obra para avaliá-la monetariamente, o caminho mais seguro é começar pegando o projeto arquitetônico usado para construir essa obra. Ele é chamado de *projeto original*, ou seja, aquele que foi desenhado antes do início da construção. Nesse projeto estão todos os cálculos estruturais, medidas de cada parede, altura do teto, tamanho e posição de todas as portas e janelas e especificações do material usado. Apenas analisando o projeto poderá conhecer a qualidade do material utilizado durante a construção, os acabamentos refinados escolhidos para elevar o valor da obra, como foi planejado o funcionamento da obra após ela ser concluída e como será a aparência final dela. No projeto encontraremos todas as informações do *criador da obra*. Saberemos o que o levou a decidir construí-la, qual é o grande objetivo dela no mundo. E mais: encontraremos todas as especificações de como devemos agir para manter essa obra em perfeito funcionamento, como e quando devem ser feitas as manutenções, e conheceremos o investimento que foi necessário para a construção, o preço que foi pago para que ela existisse, assim como o valor atual dela no mercado.

Pode não parecer, mas nossa vida segue essa mesma construção. Você não é obra do acaso ou de uma explosão cósmica. Você é projeto de Deus. Você é criação do Senhor dos Senhores, do Deus todo-poderoso que criou os céus, a Terra e, também, criou você. Como disse Davi no Salmo 139, que abre esta reflexão, Ele, o próprio Deus, o viu enquanto ainda era um embrião. Ele teceu cada parte de seu corpo e criou o íntimo de seu ser. Todos os dias de sua vida foram escritos no livro do Senhor antes mesmo de eles existirem.

E, se você é projeto de Deus, Ele, o autor da sua vida, é quem conhece os planos Dele para sua vida. Partindo do princípio de que tudo que Deus faz é bom, Ele fez você perfeito. Você foi planejado de modo preciso para cumprir seu propósito e viver sua missão aqui na Terra. Ele colocou em você todos os dons, todas as características físicas e habilidades na medida certa para que os planos Dele por meio de sua vida se cumpram. Seu valor é definido por quem seu criador o fez ser.

Talvez você esteja se perguntando o que aconteceu que não consegue enxergar essa verdade sobre sua vida e, principalmente, não consegue vivê-la no dia a dia. Por que, muitas vezes, duvida da sua capacidade de realizar algo ou se sente constrangido para usufruir algumas maravilhas da existência? Por que pensamentos de inferioridade, dúvida, medo e insegurança insistem em ocupar sua mente? O que aconteceu que você não tem conseguido viver os planos de Deus? Onde foi que se desconectou do plano original? Onde perdeu sua identidade dada por Ele?

Passei anos fazendo essas mesmas perguntas para mim. À medida que me aproximava e aprendia sobre quem sou em Cristo, eu queria entender por que o que vivia em algumas áreas era tão diferente da vida de uma mulher virtuosa e sábia. Por que tanto orgulho no meu coração? Por que tanta necessidade de fazer muitas coisas para ser admirada e aprovada pelas outras pessoas? Por que a busca desesperada por esconder minhas fraquezas e meus defeitos? Por que eu precisava mostrar para o mundo santidade, perfeição e autossuficiência que muitas vezes não eram reais?

A resposta estava bem abaixo dos meus olhos, na crença sobre mim mesma, no filtro que existia no meu entendimento que distorcia a maneira como eu me via e adulterava minha imagem, a imagem de quem eu de fato nasci para ser, o desenho inicial do arquiteto que me planejou.

Lembra-se daquela história infantil em que uma bela mulher tem um espelho mágico e pergunta para ele todos os dias: "Espelho, espelho meu, existe no mundo alguém mais bela do que eu?". Essa belíssima mulher que precisava todos os dias ouvir que era a mais bela representa uma metáfora sobre todos nós que passamos a vida sem ter clareza do nosso valor e precisamos o tempo inteiro de validações externas, aprovações e elogios. Quando não sabemos quem somos, nos sentimos inferiores, ameaçados, comparados e invertemos a ordem de prioridade de valores da nossa existência. Em vez de fortalecermos nossa essência, comportando-se como quem sabe que *tem valor* e foca o *ser*, passaremos a vida em uma busca desesperada para nos sentirmos amados, pertencentes e importantes pelo que *fazemos* ou pelo que *temos*, gastando energia e recursos para convencer que somos bons pelas coisas que sabemos e conseguimos realizar, pelos bens que temos ou, quem sabe, pela beleza física que achamos apresentar. Fico imaginando Deus nos olhando lá de cima e dizendo: "Filho, pare com isso! Você ainda não entendeu nada... Aproxime-se de mim. Deixe-me lhe contar algumas verdades sobre você. Você é obra minha e tudo o que eu faço é bom e perfeito. Então caminhe comigo e vou trazer a verdade sobre quem você é para mim e o que desejo fazer em sua vida e no mundo por meio dela".

Falo desse assunto com autoridade, pois, durante quase toda a minha vida, acreditei que meu valor existia apenas se eu fizesse tudo muito bem-feito. Convivi com muita crítica, invalidação e humilhação na minha infância e, por isso, entendi emocionalmente que só seria admirada, amada e importante para alguém se eu superasse todas as expectativas das outras pessoas, em todas as áreas da minha vida. Passei então a buscar um modo de ser a melhor aluna, a melhor universitária, ter sucesso profissional, ganhar dinheiro rápido, ter um corpo bonito, uma alimentação saudável, ser gentil com todas as pessoas e muitas outras coisas. Mas, antes que você se pergunte o que existe de errado em fazer todas essas boas escolhas, quero dizer que eu as fiz não por entender meu valor pessoal e para ter uma vida alinhada a isso, mas, sim, pelo motivo errado, exatamente por não ter clareza de qual era minha essência. Então descobri na prática que, quando fazemos as coisas certas pelo motivo errado, construímos nosso castelo em areia movediça. Uma hora ele vai ruir e poderemos perder tudo. Quando nossa motivação não é a verdade sobre nossa identidade, nosso caráter é adulterado e usaremos o que for preciso para não nos sentirmos rejeitados novamente. Isso inclui mentiras, exageros, manipulação e muitos outros comportamentos desprezíveis.

Foi preciso uma situação de dor e ameaça para me fazer buscar a clareza sobre quem *eu vinha sendo*. Foi preciso muita dor para que eu buscasse ajuda e reconhecesse toda mentira em que acreditei a meu respeito e as consequências dos meus erros por não saber o meu valor. A isca que Deus usou para me levar a viver uma jornada de resgate da minha identidade foi a ameaça do fim do meu casamento. E hoje vejo o tamanho da misericórdia Dele e do Seu amor por mim. Ele deseja que eu e você tenhamos clareza de quem nascemos para ser, para que aconteçam os planos de Deus para a minha vida e para a sua. E não tem nada a ver com quem eu sou ou quem você é, mas, sim, com aquilo que precisamos levar para o mundo por meio de nossa vida.

Então, independentemente da existência que tenha vivido até aqui, das suas crenças sobre quem é, do que é capaz de realizar e merece viver, quero que *creia que sua vida não é obra do acaso*. Você é um projeto perfeito e único de Deus. Receba em seu coração e sua mente essa verdade. Receba sobre sua vida a identidade de quem é criação do próprio Deus, formado de maneira perfeita, especial e admirável, e peça ao Senhor que essa identidade passe a guiar sua vida de agora em diante, nunca mais aceitando sobre você nenhum tipo de adjetivo que desqualifique quem o Senhor o fez para ser. Lembre-se: tudo o que Deus faz é perfeito.

TRAZENDO CONSCIÊNCIA

Existe muito poder nas palavras declaradas, e uma das maneiras de programarmos nossas crenças é por meio da nossa comunicação. Nossas palavras produzem nossos pensamentos, e nossos pensamentos geram nossos sentimentos. Isso significa que todas as vezes que comunico coisas boas também penso e sinto coisas boas e assim minhas crenças são criadas por essa matriz. Palavras boas, pensamentos bons, sentimentos bons e crenças positivas. Nossa vida é conduzida pelo que cremos. O contrário também é verdade. Então como um ato profético, a partir de hoje, você vai declarar muitas virtudes sobre sua identidade.

Escreva a seguir uma lista de trinta virtudes sobre quem você é. Fique em pé depois de escrever e declare em voz alta todas as suas características com um sorriso no rosto. Coloque o despertador do seu celular para fazer isso todos

VOCÊ FOI FEITO DE MODO ESPECIAL E ADMIRÁVEL

os dias pelos próximos vinte e um dias. Você vai se surpreender com o que vai acontecer com seus sentimentos e tomadas de decisão. Atente para os ganhos e celebre-os.

Exemplos: eu sou humilde, eu sou sábio, eu sou manso, eu sou paciente, eu sou honesto.

1.	16.
2.	17.
3.	18.
4.	19.
5.	20.
6.	21.
7.	22.
8.	23.
9.	24.
10.	25.
11.	26.
12.	27.
13.	28.
14.	29.
15.	30.

PLENITUDE

PARA OUVIR DURANTE A REFLEXÃO

Aponte agora seu celular para o QR Code ao lado ou então acesse o link que deixarei a seguir. Essa foi a música que escolhi para que você inicie suas orações louvando ao Pai e entrando em comunhão com o Espírito Santo.

"TEU AMOR NÃO FALHA" – NÍVEA SOARES
http://febra.site/plenitudeplaylist

ORAÇÃO

PAI AMADO, SENHOR DEUS DA MINHA VIDA, EU TE PEÇO QUE GRAVES EM MEU CORAÇÃO A MINHA REAL IDENTIDADE. ENCHE-ME DO ENTENDIMENTO DE QUE EU SOU FEITO À IMAGEM E SEMELHANÇA DO MEU CRIADOR. QUE EU ME MOVA TODOS OS DIAS COM A CONVICÇÃO DO MEU VALOR E DE QUE EU POSSUO TODOS OS DONS NECESSÁRIOS PARA CUMPRIR MEU PROPÓSITO E MINHA MISSÃO, INDEPENDENTEMENTE DE COMO FOI MINHA VIDA ATÉ AQUI. PAI, MUDA MEU OLHAR SOBRE MIM, MUDA EM CADA CÉLULA DO MEU CORPO MEU ENTENDIMENTO SOBRE QUEM EU SOU PARA TI. EU DECLARO, EM NOME DE JESUS, QUE A PARTIR DE HOJE EU VOU OLHAR PARA MIM RECONHECENDO MEU VALOR, RECONHECENDO QUE FOI O PRÓPRIO DEUS QUE ME PLANEJOU. E DECLARO TAMBÉM QUE TODAS AS MINHAS ESCOLHAS SERÃO SÁBIAS E ESTARÃO DE ACORDO COM A TUA VONTADE PARA MIM. EU DECIDO QUE A PARTIR DE HOJE EU SÓ ESTAREI NOS LUGARES CERTOS, COM AS PESSOAS CERTAS E AGINDO DE MANEIRA CERTA PARA VIVER COMO FILHO DO DEUS VIVO.
OBRIGADO PELA TUA PATERNIDADE, DEUS.

ORAÇÃO PESSOAL

Depois de separar um tempo em sua primeira parte na jornada conosco para a oração pessoal, gostaria agora de convidar você novamente a abrir seu coração. Eleve cada vez mais seu espírito, dobre os joelhos e converse com o Pai. Este momento de conexão pessoal é essencial para seguirmos nossa jornada. Boa oração!

dia 6

Onde foi que eu me perdi?

> Porque sou eu que conheço os planos que tenho para vocês", diz o Senhor, "planos de fazê-los prosperar e não de lhes causar dano, planos de dar-lhes esperança e um futuro."
> (JEREMIAS 29:11)

Se nossa vida é projeto de Deus, se recebemos de Deus todos os dons para vivermos a vida que Ele planejou para nós, se fomos criados de modo especial e admirável e se existe uma missão para ser vivida por nós para contribuir com o reino de Deus, por que alguns de nós têm vivido uma vida tão distante dessas verdades? Onde foi que nos perdemos? Onde foi que nos desconectamos do projeto original do criador e passamos a viver uma vida sem propósito e distante dos planos de Deus para nós?

A resposta está nas *nossas memórias*.

Passamos por incontáveis experiências em nossa vida desde o momento em que fomos gerados. Essas experiências são acontecimentos externos, mas que foram vistos, ouvidos e sentidos a partir das emoções produzidas por tais experiências. Tudo que eu vi, ouvi e senti na minha vida, de modo repetido ou único, mas sob forte impacto emocional, produziu uma memória. E, para cada memória, para cada experiência vivida, nossa estrutura emocional associa um sentimento e um significado emocional, e o conjunto desses sentimentos e significados formaram nossas crenças sobre nós mesmos, sobre o valor que temos e sobre a capacidade de realizar que possuímos.

Vou contar um exemplo para facilitar a compreensão. Quando eu tinha entre 5 e 6 anos, meus pais, por algum motivo, não conseguiram chegar à escola para me buscar no horário previsto. Eu vi todas as crianças irem embora, vi a noite chegar, as professoras se despedirem de mim e me deixarem com uma jovem que trabalhava como auxiliar, mas que eu nunca tinha visto na vida. Logo, fiquei com uma desconhecida sozinha na escola. Os minutos pareciam horas, e a noite nunca foi tão escura. Eu tive muito medo, me senti abandonada, esquecida e sem valor, pois só quem não tem valor é esquecido. Claro que eles chegaram para me buscar algum tempo depois do horário correto, contudo essa memória e todos os significados emocionais que elas produziram em mim ficaram impressos na minha mente e nas minhas emoções. A prova disso é que, durante muitos anos, já na fase adulta, casada e com filhos, todos os dias ao entardecer eu sentia uma angústia no peito e minhas mãos transpiravam, uma sensação forte de ansiedade, como se eu estivesse à espera de algo ruim acontecer.

Assim como esse exemplo, se eu e você olharmos nossas histórias de vida, veremos que temos incontáveis experiências empilhadas que, de alguma maneira, nos fizeram sentir sem importância, abandonados, traídos, sem capacidade de realizar, com medo, injustiçados, humilhados, comparados e rejeitados. Quanto maior o número de vezes e a intensidade que essas experiências aconteceram na nossa vida, maior o reforço para nossa alma (razão e emoção) de que somos culpados, incapazes, indignos, sem valor e não merecedores.

Eu gosto de comparar essas experiências, seus significados e sentimentos a uma coleção de *post-its* que vamos aceitando que a vida cole em nós, manchando a nossa identidade dada pelo nosso criador. São tantas palavras de invalidação e tantas acusações gerando culpa que, em pouco tempo, não temos a menor ideia da *verdade* que foi colocada sobre nós. Não reconhecemos mais nossos dons e nosso valor e seguimos a vida desconectados do nosso propósito e dos planos de Deus para nossa vida.

Mas qual é então a solução?

Só conheço uma: fazer o caminho de volta por meio do *perdão* do que causou danos ao entendimento do seu valor e a *criação de um relacionamento forte com o Pai*. Precisamos arrancar os *post-its*. Precisamos aprender a tirar todas as mentiras que aceitamos sobre nós para colocar no lugar delas as verdades declaradas pelo nosso Pai sobre quem nós somos para Ele. Sobre o quanto somos únicos, amados, guardados, mimados pela Sua misericórdia e graça e o quanto fazemos parte do projeto de Deus para esta terra. E só conseguimos conhecer a solução buscando a verdade. Por isso, precisamos *alimentar nosso espírito diariamente* da mesma maneira que alimentamos nosso corpo, ou seja, estabelecendo um relacionamento diário com Deus por meio da leitura da

Bíblia, por meio de um tempo de oração e adoração (louvores) que fortalecem o relacionamento com Aquele que nos formou, ensinando nossa mente e nosso coração (razão e emoção) a ouvir tudo o que Ele diz a nosso respeito.

TRAZENDO CONSCIÊNCIA

Eu falei anteriormente que só conheço duas maneiras de fazer o caminho de volta para se aproximar da sua essência, do plano original de Deus para sua vida: um *relacionamento com Deus* e *perdão*. Todos os problemas que temos na nossa vida vem de um estado de não perdão. Trabalharemos fortemente com o perdão mais adiante, mas hoje meu convite para você é que traga à mente (consciência) suas memórias de infância que causam mais dor, isto é, as experiências do passado que fizeram com que se sentisse não amado, sem importância, sem valor, humilhado, inferior, abandonado, traído ou culpado. Sei que para algumas pessoas é difícil resgatar essas memórias de dor. Eu mesma vivi isso quando, como estratégia de autoproteção, minha mente escondeu muitas das minhas lembranças do passado. Quando comecei o processo de resgate da minha identidade, eu tive que dar vida, usando a imaginação, a algumas fotos da infância, pois eu não me lembrava de quase nada, mas, em pouco tempo, mais e mais memórias vieram, e eu pude ressignificar o que me causou dor e adulterou meu valor próprio.

Então, como um passo para buscar consciência, escreva a seguir as três memórias mais fortes de experiências que você viveu na infância/adolescência que o fizeram sofrer. Escreva o que aconteceu e qual foi o sentimento resultante do que aconteceu. Como você se sentiu?

....
....
....
....
....

PLENITUDE

PARA OUVIR DURANTE A REFLEXÃO

Aponte agora seu celular para o QR Code ao lado ou então acesse o link que deixarei a seguir. Essa foi a música que escolhi para que você inicie suas orações louvando ao Pai e entrando em comunhão com o Espírito Santo.

"QUEM SOU EU?" – PG
http://febra.site/plenitudeplaylist

ORAÇÃO

PAI QUERIDO, EU APRESENTO DIANTE DE TI HOJE A MINHA VIDA. EU PEÇO QUE TU ME TRAGAS À MEMÓRIA TODAS AS EXPERIÊNCIAS QUE EU VIVI E ADULTERARAM MINHA IDENTIDADE E MEU VALOR. EU CLAMO QUE LIMPES MEU CORAÇÃO E MINHA MENTE DESSAS MEMÓRIAS, DEIXANDO QUE DELAS FIQUE APENAS O APRENDIZADO, TORNANDO-ME MAIS FORTE, MAIS SÁBIO, MAIS HUMILDE E MAIS PARECIDO COM O SER HUMANO QUE ME FIZESTE PARA SER. DECIDO PERDOAR AS PESSOAS QUE ATACARAM, MESMO SEM INTENÇÃO, COM PALAVRAS E AÇÕES A MINHA IDENTIDADE DADA POR TI. EU AMO TODAS E OLHO PARA ELAS COM A MESMA MISERICÓRDIA QUE EU QUERO QUE TU OLHES PARA MIM TODOS OS DIAS. DECLARO QUE, A PARTIR DE HOJE, SÓ ACEITO SOBRE MIM O QUE VEM DE TI E VOU VIVER TEUS PROJETOS PARA MINHA VIDA, POIS VOU TE BUSCAR TODOS OS DIAS E CONHECER MAIS DE TI, CONHECENDO, ASSIM, A VERDADE SOBRE MIM. ESCUTA A MINHA ORAÇÃO, SENHOR, EM NOME DE JESUS, AMÉM.

ORAÇÃO PESSOAL

Depois de separar um tempo em sua primeira parte na jornada conosco para a oração pessoal, gostaria agora de convidar você novamente a abrir seu coração. Eleve cada vez mais seu espírito, dobre os joelhos e converse com o Pai. Este momento de conexão pessoal é essencial para seguirmos nossa jornada. Boa oração!

dia 7

A vaga da filha do Rei

 "Veio para o que era seu, mas os seus não o receberam.
Contudo, aos que o receberam, aos que creram em seu nome, deu-lhes o direito de se tornarem filhos de Deus."
(JOÃO 1:11-12)

Todas as pessoas que já estiveram no meu carro enquanto eu dirijo certamente me ouviram falar: "Cadê a vaga da filha do rei?".

A maioria das pessoas, ao ouvir isso, ri e algumas brincam dizendo que eu sou mimada por Ele. O que elas não percebem é a seriedade do que eu estou *declarando*. A verdade é que, sempre que eu faço essa pergunta em voz alta, aparece a vaga para estacionar meu carro – mesmo quando o estacionamento está lotado, ela vem, como que do nada. E não é qualquer vaga: é a melhor, a mais perto da porta da entrada do estabelecimento para onde eu estou indo ou a única na sombra em um dia de sol muito quente, a única sem outros carros do lado para não correr o risco de arranhar minha porta. Afinal de contas, eu nunca peço simplesmente por uma vaga para estacionar; eu pergunto: "Cadê a vaga *da filha do Rei?*". A filha do rei é uma princesa e as princesas têm privilégios até no local de estacionar. Essa simples brincadeira carrega mais verdade do que eu e você podemos imaginar.

Quando abro minha boca e declaro de quem sou filha, reforço para mim mesma a minha identidade, me posiciono no reino espiritual em relação à minha paternidade. E essa minha comunicação reforça a transformação da minha crença de identidade. Toda mentira em que acreditei sobre o meu valor de acordo com as minhas experiências do passado começa a ser enfraquecida à medida que eu reforço, na minha comunicação, quem eu de fato *sou*.

Vou contar algo importante. A crença de valor que eu e você emocionalmente temos define como será a nossa vida. Vivemos exatamente o que sentimos que merecemos em nosso casamento, nossa profissão, na relação com nossos pais, na criação dos nossos filhos, nas nossas finanças e até mesmo na nossa comunhão com Deus Pai. Tudo isso é definido pelas nossas crenças sobre cada área da nossa vida. Isso mesmo. *Nós temos crenças diferentes sobre cada área da vida*. Isso explica por que algumas pessoas são tão prósperas em algumas áreas e tão escassas em outras. Você certamente conhece pessoas muito ricas financeiramente, realizadas profissionalmente, mas que vivem um casamento destruído, têm filhos infelizes e problemas de saúde. Ou pessoas que têm um casamento estruturado, filhos saudáveis emocionalmente e até conexão com Deus, mas uma vida cheia de problemas financeiros, mediocridade na vida profissional e doenças emocionais. Essa distorção existe por causa das crenças dessas pessoas. No Método CIS®, Paulo Vieira, meu esposo, nos ensina que toda crença é autorrealizável. Então, para termos uma vida plena e abundante, precisamos ter muita clareza de quem somos em cada área da nossa vida, e só conseguimos ter crenças saudáveis para casamento, família, filhos, carreira profissional, saúde física e emocional, dinheiro e espiritualidade quando de verdade descobrimos quem somos. *A identidade sempre será a base*. Minha identidade, quem eu acredito emocionalmente que eu sou, do que eu sou capaz e o que eu mereço como esposa é exatamente o que eu vou viver no meu casamento, por exemplo. E, seguindo esse princípio, se não me vejo merecedora de ser considerada filha de Deus, eu jamais vou viver minha real, mais importante e poderosa identidade, que é a de filha do Deus Altíssimo.

Quero chamar sua atenção para um detalhe muito importante. Existe uma falácia no mundo que diz que *somos todos filhos de Deus*. Isso não é bíblico. A verdade é que somos todos criação de Deus. Como lhe mostrei no começo deste capítulo, o que está escrito em João 1:11-12 é que Ele nos dá uma condição para nos tornarmos filhos. Uma decisão tem que ser tomada para mudarmos o status de criatura de Deus para sermos considerados filhos. Gostaria que lesse mais uma vez e internalizasse essa passagem. Você conseguiu entender a condição que nos promove para a nossa *real* identidade? No texto, está escrito: "*aos que o [Jesus] receberam, aos que creram em seu nome, deu-lhes o direito de se tornarem filhos de Deus*".

Essa é a maior e mais importante decisão que podemos tomar em toda a nossa vida. É ela que nos permite sermos adotados pelo Senhor, deixarmos nossa orfandade e nos tornamos Seus filhos. E, para que isso aconteça, só existe um caminho: Jesus.

> Respondeu Jesus: 'Eu sou o caminho, a verdade e a vida. Ninguém vem ao Pai, a não ser por mim'."
> **(JOÃO 14:6)**

E, Camila, como funciona essa decisão que me transforma em filho? Quando eu creio dentro do meu coração que Jesus é filho de Deus e morreu na cruz para que eu herdasse a vida eterna, e também quando eu abro e minha boca e publicamente confesso Jesus como meu Senhor e Salvador, dou um passo para me tornar Seu filho. Parece mágica, não é? Mas é fé. É crença no que a Bíblia revela.

A palavra de Deus também nos diz que a nossa fé vem por ouvi-la; então, à medida que crio um estilo de vida em que alimento minha mente e meu espírito da palavra de Deus, reforço a minha fé Nele e em tudo que Ele fala sobre mim, reforçando, assim, a minha identidade de filho, a crença de quem eu sou Nele, o que Ele tem preparado para mim e como precisa ser a vida de quem tem convicção de que é filho e herdeiro do Senhor dos exércitos. À medida que fortaleço minha identidade de filho, passo a fazer na minha vida as escolhas certas de filho, passo a dizer não para as coisas do mundo que não combinam com os filhos de Deus, passo a buscar diariamente o Senhor por meio da Sua palavra, dos louvores e pregações, pois, como filho, tenho necessidade de me relacionar mais e mais com meu Pai. Como filho, preciso me parecer com meu Pai e, para aprender os comportamentos do meu Pai, preciso andar com Ele.

TRAZENDO CONSCIÊNCIA

Se você ainda não acreditou em seu coração que Jesus morreu e ressuscitou para nos salvar, ou se acredita nisso, mas ainda não abriu a boca publicamente para declarar Jesus como seu Senhor e Salvador, peça a Deus que acenda uma luz em seu coração. Peça que toda a verdade sobre a salvação e sobre Cristo seja revelada em sua alma, calando toda incredulidade e dúvida e levando você a ter acesso ao seu lugar de filho do Deus Altíssimo.

E, para você que já abriu a boa e confessou Jesus como seu Senhor e Salvador, examine sua vida e veja se o que hoje existe em você (pensamentos, comportamentos, sentimentos, amizades, lugares) não combina com alguém que já se posicionou como filho de Deus. O que na sua vida precisa de transformação?

A palavra de Deus nos mostra uma série de princípios de sabedoria e padrões de comportamentos que agradam a Deus e outros que nos separam

PLENITUDE

Dele. Mas você (ainda) não precisa ser um profundo conhecedor da palavra de Deus para saber quando tem acertado e quando tem errado, quando seus resultados agradam ao seu Pai no céu e glorificam o nome Dele ou quando suas escolhas têm entristecido o seu Senhor. Então, com o objetivo de colocar luz na sua vida até aqui, de gerar verdade e mudança, *conduzindo você para uma identidade que reflete seu Pai*, escreva nas linhas a seguir tudo que existe na sua vida hoje que precisa ser transformado ou eliminado. Quais os maus comportamentos? Quais os pecados de estimação que destroem sua intimidade com Deus? Quais os novos hábitos que você precisa inserir na sua vida para transformar sua crença sobre Deus e sobre quem você é para Ele?

A) Quais comportamentos preciso eliminar da minha vida?
....
....
....
....

B) Quais novos hábitos preciso inserir na minha vida?
....
....
....
....

PARA OUVIR DURANTE A REFLEXÃO

Aponte agora seu celular para o QR Code ao lado ou então acesse o link que deixarei a seguir. Essa foi a música que escolhi para que você inicie suas orações louvando ao Pai e entrando em comunhão com o Espírito Santo.

"OUSADO AMOR" – ISAÍAS SAAD
http://febra.site/plenitudeplaylist

A VAGA DA FILHA DO REI

ORAÇÃO

EU FALO AGORA COM O DEUS TODO-PODEROSO, DEUS DE ABRAÃO, DEUS DE ISAQUE E DEUS DE JACÓ. EU CLAMO AO DEUS DE JESUS, AO REI DE ISRAEL. EU TE PEÇO, SENHOR, QUE O ESPÍRITO SANTO DE DEUS ENCHA MINHA VIDA E TUDO QUE HÁ EM MIM DE MODO QUE TODO O MEU SER SEJA CHEIO DE TI. QUE TODAS AS MINHAS CONVICÇÕES SOBRE MIM, SOBRE MEU VALOR, SOBRE O QUE EU SOU CAPAZ DE REALIZAR E SOBRE O QUE EU MEREÇO VIVER SEJAM AGORA TRANSFORMADAS PARA TUDO QUE TU DIZES AO MEU RESPEITO. EU CLAMO QUE TODO O MEU PASSADO E TODA DISFUNÇÃO QUE EXISTIA EM MINHA IDENTIDADE E NO MEU CARÁTER SEJAM ANULADOS E QUE EU RECEBA A IDENTIDADE QUE UM DIA TU PLANEJASTE PARA MIM QUANDO ME DESTE VIDA. EU TE AGRADEÇO PELO TEU AMOR DE PAI POR MIM. EM NOME DE JESUS, AMÉM!

Caso você ainda não tenha feito a oração reconhecendo Jesus como seu único Senhor e Salvador e já creia em seu coração, declare em voz alta as seguintes palavras:

ORAÇÃO DE CONFISSÃO

EU, _____ (DIGA SEU NOME), DECLARO JESUS CRISTO COMO ÚNICO SENHOR E SALVADOR. PEÇO PERDÃO PELOS MEUS PECADOS E TE PEÇO, DEUS, QUE ESCREVAS MEU NOME NO LIVRO DA VIDA. ENTREGO HOJE A DIREÇÃO DA MINHA VIDA PARA JESUS E DECLARO QUE VIVEREI PARA TUA GLÓRIA E TEU LOUVOR TODOS OS DIAS DA MINHA VIDA.

ORAÇÃO PESSOAL

Depois de separar um tempo em sua primeira parte na jornada conosco para a oração pessoal, gostaria agora de convidar você novamente a abrir seu coração. Eleve cada vez mais seu espírito, dobre os joelhos e converse com o Pai. Esse momento de conexão pessoal é essencial para seguirmos nossa jornada. Boa oração!

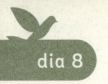

dia 8

A identidade é a chave de acesso

Aquele que ouve a palavra, mas não a põe em prática, é semelhante a um homem que olha a sua face num espelho e, depois de olhar para si mesmo, sai e logo esquece a sua aparência."
(TIAGO 1:23-24)

Nossas escolhas diárias são definidas pela nossa crença de valor próprio e pela *identidade* que acreditamos que temos, nosso eu. Posso olhar hoje nos seus olhos e de maneira convicta dizer que eu o acho muito inteligente, uma pessoa sábia, disciplinada, realizadora, capaz de vencer a zona de conforto e fazer o que precisa ser feito para atingir seus objetivos. Você vai ouvir tudo, agradecer, se sentir feliz por ter sido validado por mim, mas isso não vai se sustentar por muito tempo na sua vida *se de fato, não reconhecer emocionalmente em si todas essas características*. Como diz a passagem bíblica que iniciou esta reflexão, você vai virar as costas e seguir esquecendo quem é, fazendo escolhas erradas, estando com pessoas e em lugares errados, sabotando sua vida, que era para ser abundante, pois uma vida medíocre e cheia de altos e baixos é o que alcança uma pessoa sem muito valor, que não acredita ser capaz de realizar grandes feitos e que não se sente merecedora de viver coisas boas e ser feliz.

Quando estudamos a saída do povo judeu do Egito, conduzido por Moisés, podemos ver uma sequência de comportamentos de autossabotagem que os impediram de acessar a terra prometida e viver a promessa de Deus para

A IDENTIDADE É A CHAVE DE ACESSO

eles. Eles se sabotaram de várias maneiras. Foram rebeldes ao desobedecer à direção dada por Deus por intermédio de Moisés, foram idólatras, insatisfeitos e lamurientos, sempre ingratos e não reconhecendo a provisão diária dada por Deus durante o tempo que estavam no caminho à terra prometida. *O povo escolhido por Deus estava com sua identidade completamente adulterada.* As experiências que aquele povo viveu durante todo o tempo em que foi escravizado no Egito roubaram dele a consciência de quem de fato era. A mentalidade de uma raça eleita foi transformada em uma mentalidade de escravo, e, como escravos, eles não sabiam ser livres, não sabiam ser prósperos e não podiam ser herdeiros de maravilhas. Então, por emocionalmente não terem clareza de quem eram, da sua real identidade (de povo de Deus), eles deram um jeito de sabotar o plano Dele para sua vida e por isso não acessaram as promessas, não usufruíram da terra prometida.

Entendeu como funciona?

Comigo e com você acontece exatamente do mesmo jeito. A palavra de Deus diz que Ele nos conhece pelo nome, que nossos dias foram escritos no livro da vida e que Ele tem planos para nossa vida. Diz também que a vontade Dele é boa, perfeita e agradável e que Seus pensamentos sobre mim e sobre você são de paz e não de mal. Porém, você já sabe que, desde quando estávamos no ventre da nossa mãe até hoje, passamos na vida por muitas experiências boas e ruins. Essas experiências produziram memórias, e nós associamos a essas memórias significados e sentimentos. E a combinação dessas memórias, dos seus significados e sentimentos gerou nossas crenças, e são elas que estão definindo a maneira como nós nos vemos, ou seja, a nossa identidade.

É sua identidade, suas crenças sobre si mesmo, que o aproximam ou afastam dos projetos e das promessas de Deus para sua vida.

Quantas pessoas nos perguntam como podem encontrar seu propósito, e nós sempre respondemos que *elas nunca encontrarão seu propósito*, mas, à medida que elas descobrirem quem de fato elas são, seu propósito aparecerá. Propósito diz respeito a missão, e cada um de nós foi planejado por Deus com todas as características e dons para cumprir uma missão específica. Porém, preciso ser capaz de me despir das mentiras que as experiências ruins que vivi imprimiram sobre mim, sobre meu valor, para reconhecer o que de fato carrego e quem de verdade sou, para que eu então possa cumprir a minha missão.

Quando essas pessoas dizem acreditar que não existe um propósito dado por Deus para sua vida, sempre pergunto se elas já reconheceram Jesus como seu Senhor e Salvador e creem que Ele é o filho de Deus. Se a resposta for sim, eu as lembro, então, de que elas já têm, sim, dois grandes e poderosos propósitos em suas vidas, pois Deus nos mandou *amar a Deus sobre todas as coisas* (missão 1) e *amar ao meu próximo como a mim mesmo* (missão 2).

A questão é que só ama ao próximo e a Deus da maneira correta, cumprindo a ordem que Deus nos deu, quem ama a si mesmo. E amar a si mesmo é reconhecer seu valor, ter autoperdão e humildade para saber que tudo que tem foi dado por Ele e tem que servir a Ele.

Só quando, de modo intencional, decidimos viver um processo de resgate da nossa identidade dada por Deus e que a vida nos roubou, podemos descobrir quem somos originalmente, nos amar, nos perdoar e aí, sim, obedecer a Deus, amando-O sobre todas as coisas e amando ao meu próximo. Só podemos dar o que temos.

E o mais poderoso e lindo é que, quando decidir de verdade viver esse processo, mesmo sabendo que pode doer, verá de maneira sobrenatural Deus conduzindo-o e revelando planos e mais planos Dele para serem cumpridos por meio da sua vida. Afinal, agora você já começou a entender quem Ele o fez para ser.

Eu sempre estive muito ocupada em cumprir com excelência meus muitos papéis (esposa, empresária, mãe, filha, cristã, amiga, cidadã) e confesso que nunca parei sequer para pensar qual seria meu propósito de vida. Acreditava que, se eu auxiliasse meu marido na missão tão nobre dada a ele por Deus, já estaria cumprindo meu propósito. O que eu não imaginava é que um dia eu descobriria que fazia as coisas certas, mas pelo motivo errado, o que quase acabou com meu casamento devido às fraturas que eu tinha na minha alma e no meu caráter. Para não perder meu marido e destruir minha família, eu entraria em uma jornada intensa para descobrir quem eu vinha sendo, me arrepender, mudar e me conectar com Deus de uma maneira que eu ainda não conhecia e Nele descobrir quem de fato eu nasci para ser. E, à medida que eu vivia essa jornada, o Senhor foi entregando na minha mão novos projetos, novas missões. Projetos que eu jamais pensaria por mim mesma, que a velha Camila não tinha a menor condição de cumprir, pois era egoísta demais para isso. A cada etapa que eu vivia, tirava uma nova escama dos meus olhos e enxergava com mais clareza o que em mim precisava de transformação e cura. E, quando eu vencia essa nova etapa, aumentava a dimensão dos projetos que Deus me confiava. Se este livro está em suas mãos, saiba que ele é zero projeto meu e 100% ordem vinda do céu. E eu ainda duvidei e por muitas vezes orei pedindo confirmação para que Deus me dissesse se era Ele mesmo falando ou se era coisa de homens querendo roubar meu foco – e todas as muitas vezes que eu duvidei, Ele respondeu de modo sobrenatural. É assim que Ele faz quando estamos comprometidos com a decisão de viver o processo, cumprir a jornada e nos tornar parecidos mais e mais com o plano original Dele para nossas vidas.

Foi a minha real identidade que me deu acesso aos projetos e planos de Deus para minha vida, meu propósito. É sua real identidade que o conectará com seu propósito. Só existe esse caminho. Não se busca propósito; busca-se alinhamento com Deus, buscam-se reconhecimento e arrependimento de quem nós vínhamos sendo (pecados) para nos tornarmos imitadores de Cristos e a cara do homem e da mulher que Deus planejou quando nascemos...

TRAZENDO CONSCIÊNCIA

Se Deus tem um plano original e um projeto para ser realizado na Terra, que glorifica o nome Dele e que precisa ser realizado por você, só existe uma maneira de cumprir esse propósito. É fazer *o caminho de volta*. É reconhecer tudo que existe na sua vida que não parece com Cristo, tudo. Tudo o que rouba você dos planos de Deus para sua vida. É se livrar das mentiras em que acreditou a seu respeito e se aprofundar no relacionamento com Deus para que, à medida que elimina as disfunções em seus comportamentos, seja cheio da verdade Dele ao seu respeito e cheio do Espírito Santo de Deus que nos convence do pecado, da justiça e do juízo.

Então, entendendo que está nas suas mãos viver essa jornada de se conectar com sua identidade original, meu convite para você hoje é, com muita verdade, coragem e humildade, escrever tudo que ainda existe em sua vida atualmente que você já tem consciência que não agrada a Deus, que não combina com a pessoa que Deus o fez para ser. E, depois desse reconhecimento, escreva as decisões que toma hoje para criar um estilo de vida de conexão com Deus.

Se você me permitir, vou me usar como exemplo para ajudar na compreensão do que deve fazer agora.

Para iniciar a jornada de transformação, o processo de resgate da minha identidade, precisei reconhecer que não era a mulher-maravilha e santinha que eu passei a vida mostrando para o mundo; precisei admitir o quanto o orgulho tinha corrompido meu caráter, enxergar e me arrepender de todos os pecados que eu havia cometido, e ainda cometia, por consequência de não saber o meu valor. O passo seguinte para mim foi levantar a mão e buscar ajuda. Busquei ajuda no processo de coaching individual para usar as ferramentas certas e fortalecimento emocional, busquei ajuda em Deus vivendo vários processos de cura e restauração e inseri na minha vida momentos diários de conexão com Deus para ter a minha mente renovada e a minha fé fortalecida dia após dia, enquanto vivo meu processo.

Na minha rotina, incluí tempo de leitura da Bíblia, tempo de oração. Todos os dias durante meu treino aeróbico na academia escuto uma ministração, pregação e encho meus dias de louvores.

PLENITUDE

Vamos lá? Agora é sua vez de entrar nessa jornada, confirmando para você e para Deus sua decisão de não mais aceitar uma vida diferente da que Ele fez para você viver.

Escreva nas linhas a seguir, como eu fiz, uma carta de confissão para Deus, reconhecendo tudo que existe em você que não se parece com Cristo (Ele nos mandou sermos seus imitadores) e que não demonstra sua real identidade. Lembre-se sempre de que, todas as vezes que trazemos luz ao que ainda precisa de mudança em nós, estamos reforçando a nossa consciência de que o primeiro passo para a transformação é quebrar nosso orgulho, de onde vêm todos os nossos problemas.

A IDENTIDADE É A CHAVE DE ACESSO

PARA OUVIR DURANTE A REFLEXÃO

Aponte agora seu celular para o QR Code ao lado ou então acesse o link que deixarei a seguir. Essa foi a música que escolhi para que você inicie suas orações louvando ao Pai e entrando em comunhão com o Espírito Santo.

"DIZ" – GABRIELA ROCHA
http://febra.site/plenitudeplaylist

ORAÇÃO

PAI AMADO, DEUS DA MINHA VIDA, MINHA ORAÇÃO HOJE É DE GRATIDÃO PORQUE TU ME AMASTE PRIMEIRO. EU TE AGRADEÇO PORQUE, MESMO DURANTE TODO O TEMPO QUE EU CAMINHEI SEM TE CONHECER E COM COMPORTAMENTOS QUE NÃO TE AGRADAM, DERRAMASTE SOBRE MIM TUA MISERICÓRDIA E TEU AMOR. PAI, PERDOA TODO O ENGANO E CEGUEIRA EM QUE EU VIVIA. EU HOJE ABRO MEU CORAÇÃO E MINHA MENTE PARA RECEBER O ESPÍRITO SANTO DE DEUS. VEM, ESPÍRITO SANTO, ENCHE TUDO O QUE HÁ EM MIM. TRATA TODAS AS FERIDAS E FALA AO MEU OUVIDO QUEM EU SOU PARA TI E TUDO QUE EXISTE EM MIM QUE PRECISA DE TRANSFORMAÇÃO PARA QUE EU POSSA TE AGRADAR E CUMPRIR TEU PROPÓSITO PARA MINHA VIDA. NÃO ME DEIXES DESISTIR E ME SUSTENTA DURANTE O PROCESSO. EU TE AMO E TE PEÇO ISSO EM NOME DE JESUS. AMÉM.

ORAÇÃO
PESSOAL

Depois de separar um tempo em sua primeira parte na jornada conosco para a oração pessoal, gostaria agora de convidar você novamente a abrir seu coração. Eleve cada vez mais seu espírito, dobre os joelhos e converse com o Pai. Esse momento de conexão pessoal é essencial para seguirmos nossa jornada. Boa oração!

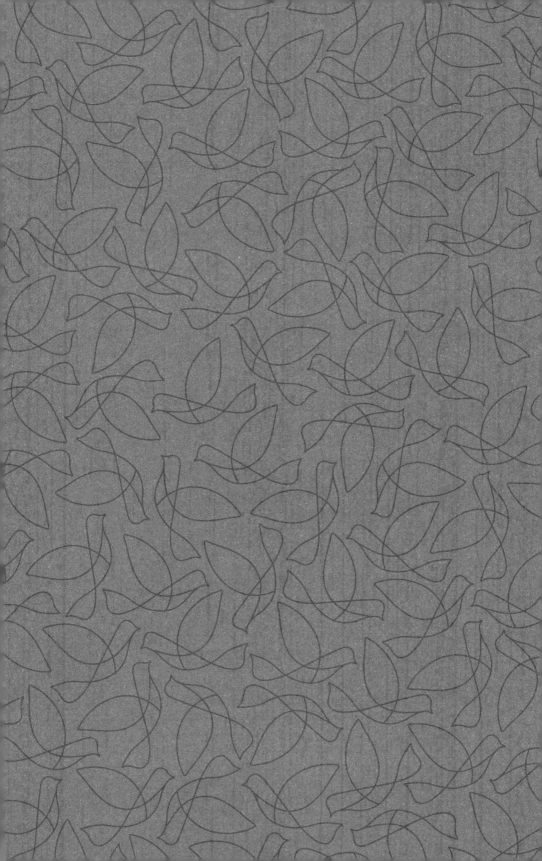

PLENITUDE NA OBEDIÊNCIA

dia 9

A obediência dá acesso à promessa

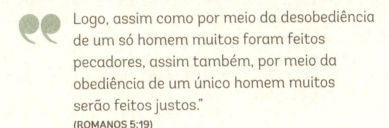

> Logo, assim como por meio da desobediência de um só homem muitos foram feitos pecadores, assim também, por meio da obediência de um único homem muitos serão feitos justos."
> **(ROMANOS 5:19)**

A palavra de Deus nos alerta o tempo inteiro sobre a importância da obediência a Ele. No Velho Testamento, a obediência à lei de Moisés, os dez mandamentos, era o caminho para os homens se conectarem com Deus e agradá-Lo. Obedecer sempre foi o caminho para experimentar provisão, proteção, milagres e promessas.

Deus sempre falou com o homem. Alguns ouviam literalmente Sua voz, outros recebiam Suas palavras dos profetas, e agora temos também o Espírito Santo, que nos fala o tempo todo. Mas a verdade é que Deus nos ama tanto que sempre nos orientou, alertou, exortou e deu a direção a ser seguida para que pudéssemos caminhar sob Suas bênçãos, usufruir do melhor da vida e ter acesso às Suas promessas. Para toda obediência, sempre existiu e existe até hoje uma recompensa. Assim como há o preço a ser pago pela desobediência.

Quando entrei nessa busca desesperada por me despir de tudo que existia em mim que não agradava a Deus e fazer novas todas as áreas da minha vida que a *velha Camila* havia machucado, recebi uma ordem do céu que, além de ser uma forte exortação, era uma promessa. Em um evento de mulheres na Igreja Comunidade das Nações, em Fortaleza, durante a ministração, a bispa Dirce Carvalho pediu que formássemos grupos de cinco mulheres e orássemos umas pelas outras. Nesse momento, uma senhora que eu não conhecia veio em minha direção, percorrendo a igreja inteira até chegar a mim. E ela, em espírito, declarou para todas que estavam no grupo ouvirem: "O Senhor me mandou lhe dizer:'Humilha-te, humilha-te, humilha-te... Alinha as tuas emoções e depois abre a tua boca, pois eu te fiz como coluna, mas antes te humilha, te humilha e alinha as tuas emoções'".

Aquelas palavras rasgaram meu coração: era um misto de temor, de respeito e, ao mesmo tempo, esperança. Pela primeira vez, Deus havia mandado alguém me entregar uma palavra Dele para minha vida. Eu estava vivendo no meio de um furacão no meu casamento. Parecia que não tinha mais jeito, que todo o meu esforço de buscar transformação pessoal não estava acontecendo na velocidade necessária para que meu marido olhasse para mim com esperança e acreditasse que eu podia ser realmente uma mulher diferente da que o desonrara. Aquelas palavras ficaram dias ecoando em meus ouvidos e ecoam até hoje.

Depois que ouvi o comando, passei a ter uma direção clara do caminho a ser percorrido: *HUMILHA-TE!*

Esse humilha-te, repetido várias vezes, tem sido a base do que eu tenho vivido até hoje. A chave de toda a minha transformação tem passado por me manter moendo o orgulho que existe em mim. Falaremos muito sobre orgulho em outra reflexão, mas hoje quero que você entenda que sempre existe uma direção dada por Deus para cada um de nós, e a obediência a essa direção é que nos levará para o centro da vontade de Deus para nossa vida.

A palavra recebida me deu, além do caminho para minha restauração (humilha-te), *um porquê*, uma razão muito maior do que meu interesse pessoal e, por que não dizer, egoísta de não fracassar como esposa e perder minha família, tentando desesperadamente convencer meu marido que eu era capaz de mudar e, assim, convencê-lo a não desistir do casamento. Ela me deu uma visão, um propósito escondido na dor do processo que eu tinha acabado de começar a viver. Ela, a palavra, repetiu várias vezes: "Eu te fiz como coluna, alinha as tuas emoções e abre a tua boca, eu te fiz para vale de ossos secos". Eu agora sabia que todo o meu processo, todas as minhas dores valeriam a pena, pois elas, além de mudar meu caráter, contribuíram com a vida de muitas outras pessoas. Passei a crer que existia um propósito para o reino de Deus no meio da minha história e da minha dor. Não era mais só eu. Não tinha a ver apenas comigo e com a minha casa.

A OBEDIÊNCIA DÁ ACESSO À PROMESSA

Durante a jornada, durante o processo, durante os momentos de dor e falta de esperança, eu podia ouvir novamente a voz daquela senhora exortando-me, alertando-me, mandando-me vencer todos os dias o orgulho que existia em mim, mandando-me buscar ajuda emocional, fortalecer-me, para, só depois de entender quem eu sou, sem as mentiras, sem o orgulho, sem a dependência emocional de outras pessoas, *eu conseguir acessar a promessa*.

Hoje me vejo dentro da promessa, vivendo a promessa, vejo-me buscando todos os dias obedecer ao comando dado e vejo o Senhor agindo, com a misericórdia Dele e o Seu poder, na minha vida e me usando na jornada de vida de milhares de outras pessoas, de uma maneira que só Ele pode fazer. Mesmo assim, ainda preciso do "*humilha-te*", mas já caminhei alguns bons passos, já estou na busca por obedecer há cinco anos e isso me colocou em lugares e situações do agir de Deus que nem nos meus sonhos mais ousados eu poderia imaginar. Às vezes, choro constrangida perguntando a Deus o que Ele viu em mim, e Ele sempre manda a resposta rapidamente: "*Não vi nada de mais, apenas um coração disposto a obedecer*".

Então, não renuncie aos processos da sua vida. Por mais impossíveis que pareçam, por mais dolorosos que sejam, não pare no meio do caminho. OBEDEÇA!!!

Saiba que, à medida que é transformado, à medida que obedece, você se aproxima da sua promessa e vive seu propósito, pois sua transformação será usada por Deus para inspirar outras pessoas a também serem transformadas. Ou seja, à medida que vive seu processo, conecta-se com quem Deus o fez para ser, sua verdadeira e real identidade, sua missão neste mundo.

Tenha certeza de que existe um caminho e existe um processo. Só vivemos as promessas quando estamos prontas para elas. E o estar pronto, no meu caso, passa, até hoje, por me humilhar, vencer o orgulho e alinhar minhas emoções todos os dias.

PLENITUDE

TRAZENDO CONSCIÊNCIA

E você? O que precisa fazer hoje na sua vida para se preparar para as promessas de Deus? O que precisa ser quebrado em você? O que precisa ser deixado no passado? O que significa ouvir "humilha-te, humilha-te e humilha-te"? Lembre-se de que, quanto mais clareza e consciência tiver sobre o que precisa ser transformado em sua vida, mais rápido fará as escolhas certas e viverá o que Deus e o mundo esperam de você.

> Escreva nas linhas a seguir, sem pensar muito, as primeiras coisas que vierem à sua mente ao ler novamente as perguntas acima. Peça ao Senhor que lhe dê perseverança durante a jornada, clareza sobre a direção a ser seguida e um amor tão grande por Ele que impedirá que você desista nos dias ruins.

....
....
....
....
....
....
....
....
....
....
....
....
....

A OBEDIÊNCIA DÁ ACESSO À PROMESSA

PARA OUVIR DURANTE A REFLEXÃO

Aponte agora seu celular para o QR Code ao lado ou então acesse o link que deixarei a seguir. Essa foi a música que escolhi para que você inicie suas orações louvando ao Pai e entrando em comunhão com o Espírito Santo.

"DEUS DO IMPOSSÍVEL" – MINISTÉRIO APASCENTAR
http://febra.site/plenitudeplaylist

ORAÇÃO

PAI AMADO, DEUS DE MISERICÓRDIA E AMOR, ASSIM COMO TU PROMETESTE E CUMPRISTE A ABRAÃO, ENSINA-ME OS CAMINHOS PARA ACESSAR AS TUAS PROMESSAS PARA MINHA VIDA. EU QUERO TE AGRADAR, QUERO QUE MINHA VIDA GLORIFIQUE AO SENHOR. PERDÃO PELOS MEUS PECADOS QUE TE ENTRISTECEM E ME AFASTAM DE TI. QUERIDO ESPÍRITO SANTO, TOMA CONTA DE TODA A MINHA VIDA, MEUS PENSAMENTOS E SENTIMENTOS. DOMINA TUDO QUE SAI DA MINHA BOCA. EU DECIDO VIVER UMA VIDA QUE REFLETE JESUS, ENTÃO DÁ-ME ENTENDIMENTO, PAI, DE TUDO O QUE EXISTE EM MEUS COMPORTAMENTOS, EM MINHA MENTE, EM MEU CORAÇÃO; TODA FALTA DE PERDÃO, TODO PECADO NÃO CONFESSADO, MOSTRA-ME, PAI, PARA QUE EU POSSA ME ARREPENDER, TE PEDIR PERDÃO, MUDAR MINHA VIDA E VIVER AS TUAS PROMESSAS, CUMPRIR OS TEUS PLANOS PARA MINHA VIDA E PARA TEU REINO. ENCHE MEU CORAÇÃO DO DESEJO DE TE AGRADAR E DE SABEDORIA PARA QUE O TEU AMOR E O MEU TEMOR ME SUSTENTEM DURANTE A JORNADA ATÉ QUE JESUS VOLTE OU QUE EU VÁ AO TEU ENCONTRO. AMÉM.

ORAÇÃO PESSOAL

Esta é a hora de sua oração pessoal, sua conversa mais sincera com Deus. Esteja livre para falar o que vai em seu coração, sempre com humildade, obediência e verdade. Deixe que seu amor por Ele o guie neste momento especial de oração.

dia 10

O milagre acontece enquanto você obedece

"Ao entrar num povoado, dez leprosos dirigiram-se a ele. Ficaram a certa distância e gritaram em alta voz: 'Jesus, Mestre, tem piedade de nós!'.
Ao vê-los, ele disse: 'Vão mostrar-se aos sacerdotes'. Enquanto eles iam, foram purificados.
Um deles, quando viu que estava curado, voltou, louvando a Deus em alta voz. Prostrou-se aos pés de Jesus e lhe agradeceu. Este era samaritano.
Jesus perguntou: 'Não foram purificados todos os dez? Onde estão os outros nove? Não se achou nenhum que voltasse e desse louvor a Deus, a não ser este estrangeiro?'.
Então ele lhe disse: 'Levante-se e vá; a sua fé o salvou'."
(LUCAS 17:12-19)

O MILAGRE ACONTECE ENQUANTO VOCÊ OBEDECE

Em alguns momentos, nossa vida repete os mesmos passos da vida do leproso da passagem que abriu este capítulo. Você concorda comigo que se Jesus quisesse poderia tê-los curado naquele exato momento? Afinal de contas, esse foi Seu procedimento em todos os outros milagres citados na Bíblia. Porém, nesse caso específico, Ele os despediu e deu um comando, uma ordem, pois existia algo a ser feito por aqueles homens: eles precisavam ir até o sacerdote. Para que perceba como essa ordem não era algo simples, os leprosos eram mantidos fora dos muros das cidades por serem considerados impuros e ameaçadores. Fico imaginando o que eles pensaram ao receberem de Jesus o comando para, ainda leprosos, irem até o templo e se apresentarem diante dos sacerdotes. Certamente se perguntaram como teriam acesso, como teriam permissão para entrar no templo. No entanto, com todas as impossibilidades, a Bíblia não apresenta questionamento dos dez homens. Ela nos diz apenas que, *enquanto eles OBEDECIAM à ordem dada por Jesus, eles foram curados.*

Todas as vezes que medito sobre essa história da Bíblia, recordo-me de uma experiência que vivi. Haviam se passado mais ou menos quatro meses do evento de mulheres em que a senhora veio até mim e me falou: "Humilha-te, humilha-te, humilha-te, alinha as tuas emoções e abre a tua boca". Na manhã de uma segunda-feira, recebi uma mensagem da minha pastora na época, pastora Raquel, convidando-me para ministrar uma palestra em um evento de mulheres. A minha seria a primeira a abrir o programa de palestras mensais para mulheres da igreja naquele ano. Quando li aquele convite, meu coração acelerou e imediatamente pensei: "Eu? Não posso fazer isso! Como vou subir no altar, um lugar sagrado, e falar para outras mulheres se ainda tenho tanta coisa para transformar em mim? Com que autoridade vou abrir a minha boca se meu caráter ainda não é o que eu preciso me tornar? Como vou subir no altar vivendo uma grande crise no meu casamento e sob ameaça de um divórcio a qualquer momento?". Essas vozes gritavam na minha mente, e eu conseguia ouvi-las como se saíssem da minha boca.

Nessa etapa do meu processo de transformação, eu ainda estava vivendo o estágio de reconhecer meus erros, identificar as fraturas que existiam na minha alma, meus pecados e as legalidades espirituais que eles tinham trazido para minha vida. Os sentimentos que reinavam no meu coração naqueles dias eram dor, medo, culpa, falta de merecimento. Eu, assim como os leprosos, me sentia impura e indigna, e as vozes da minha cabeça continuavam a gritar: "Como assim eu iria chegar ao templo, à casa de Deus, e falar para outras mulheres?". Comentei com a Margô, minha coach, sobre o convite, meu diálogo inteiro e minha decisão de não aceitar. Ela olhou no fundo dos meus olhos e perguntou: "Camila, sinceramente, você pensa que todas as pessoas que sobem nos altares para pregar têm uma vida perfeita? Você acredita mesmo que todos são curados sem nenhum pecado e sem lutas? Você acha que os grandes treinadores e palestrantes do mundo não precisam se manter usando suas técnicas para serem transformados e aperfeiçoados? Camila, o que você está me dizendo é que médico não adoece nem morre, pois ele sabe o que fazer para não ficar doente e qual o tratamento para não morrer".

Aquela nossa conversa, naquela sessão, foi um divisor de águas na minha história. Passei a olhar para mim com mais misericórdia, amor e autoperdão. Passei a reconhecer a minha humanidade, admitindo tudo que ainda precisava de cura, mas validando também o caminho que tenho trilhado e as vitórias no meu caráter até aqui. Quando a sessão de coaching acabou, retornei para a pastora Raquel com o meu sim, e aquele foi o primeiro passo para o que virou meu grande propósito. Foi o irromper para o meu chamado e para a obediência ao comando dado por Deus.

Até hoje, quando subo em um altar a convite de uma igreja ou quando subo no palco para ministrar um treinamento, eu me vejo como os leprosos, pois sei que, todas as vezes que abro minha boca com verdade e humildade, que compartilho minha história, as ferramentas e os princípios que tenho aplicado na minha vida, todas as vezes que confesso meus erros, estou obedecendo à ordem dada por Deus. Ele me transforma na jornada, cura-me no processo enquanto eu obedeço e assim tenho vivido até que eu me torne a mulher que Ele planejou para mim quando me deu vida.

E outro aspecto ao qual quero chamar atenção nessa mesma passagem bíblica é que os dez leprosos foram curados enquanto caminhavam até os sacerdotes, mas apenas um voltou para agradecer. Veja que ele não voltou de qualquer maneira para agradecer; ele voltou louvando a Deus em voz alta e, ao encontrar Jesus, se prostrou. Vemos aí um homem que não estava apenas obedecendo a um comando dado por Jesus, mas que sabia obedecer ao maior de todos os mandamentos, que é amar a Deus sobre todas as coisas, glorificar o nome Dele. E, para esse único leproso que deu o passo mais lindo e profundo de obediência, prostrado, Jesus olhou e disse: "Levante-se e vá. A sua fé o salvou." Os outros nove leprosos foram curados fisicamente, receberam seu milagre, do jeito que clamaram ao ver Jesus. Mas aquele que glorificou a Deus, dando graças, além da cura física, recebeu o maior de todos os milagres: a salvação.

UAU! É muito poderoso o que Deus reservou para nós que decidimos obedecer, que somos gratos e glorificamos ao Seu nome cada vitória que vivemos. E só acessamos essas promessas quando de verdade reconhecemos que não somos nada sem Ele, que tudo é por Ele e que é Ele quem faz. Tudo é Sua graça e Sua misericórdia derramadas sobre nossa vida.

O MILAGRE ACONTECE ENQUANTO VOCÊ OBEDECE

TRAZENDO CONSCIÊNCIA

E você? O que a palavra de hoje e a reflexão trouxeram ao seu coração? O que não tem obedecido? A que você tem dito *não* talvez por não se sentir digno? Do que tem aberto mão por não acreditar merecer ou por não se ver capaz? Se tem uma palavra, se tem uma direção dada pelo Senhor, obedeça! Pois sua transformação, sua cura, seu milagre vêm à medida que obedece ao comando do Pai.

Registre nas linhas a seguir qual comando que Deus já lhe deu e que até hoje você não tem se comprometido de verdade em obedecer.

....
....
....
....
....
....
....
....

Quais as desculpas e historinhas que você tem contado para si mesmo e para as outras pessoas para ainda não estar obedecendo?

....
....
....
....
....
....
....
....

PARA OUVIR DURANTE A REFLEXÃO

Aponte agora seu celular para o QR Code ao lado ou então acesse o link que deixarei a seguir. Essa foi a música que escolhi para que você inicie suas orações louvando ao Pai e entrando em comunhão com o Espírito Santo.

"NO CAMINHO DO MILAGRE" – DAVI SACER
http://febra.site/plenitudeplaylist

ORAÇÃO

DEUS AMADO, PAI DA MINHA VIDA, EU TE PEÇO PERDÃO PELAS VEZES QUE EU DISSE NÃO PARA A TUA DIREÇÃO PARA MINHA VIDA. SENHOR, EIS-ME AQUI PARA TE OBEDECER! USA O ESPÍRITO SANTO, A TUA PALAVRA E TEUS PROFETAS PARA TU FALARES COMIGO, SENHOR. EU QUERO SEMPRE OUVIR DE TI QUAIS CAMINHOS DEVO SEGUIR. NÃO ME DEIXES DESVIAR NEM PARA A DIREITA NEM PARA A ESQUERDA. DÁ-ME UM CORAÇÃO ENSINÁVEL, PAI, UM CORAÇÃO GRATO E QUE RECONHEÇA A TI EM TODOS OS MEUS CAMINHOS. EU TE PEÇO QUE, À MEDIDA QUE EU ANDE EM OBEDIÊNCIA, TU ME TRANSFORMES, ME CURES, ME DÊS SANTIDADE, SABEDORIA, HUMILDADE, UMA FÉ INABALÁVEL, E QUE MEU CARÁTER SEJA ALINHADO AO DE CRISTO. QUE, À MEDIDA QUE EU ANDE NOS TEUS CAMINHOS, EU SEJA CURADO, EU SEJA SARADO E EU VEJA O TEU AGIR NA MINHA VIDA E POR MEIO DA MINHA VIDA PARA A VIDA DO MEU PRÓXIMO. EU QUERO VIVER O MEU MILAGRE, SENHOR. AMÉM.

ORAÇÃO PESSOAL

Esta é a hora da sua oração pessoal, sua conversa mais sincera com Deus. Esteja livre para falar o que vai em seu coração, sempre com humildade, obediência e verdade. Deixe que seu amor por Ele o guie neste momento especial de oração.

A visão da promessa o sustenta no processo

Então disse o Senhor [para Abraão]: 'Voltarei a você na primavera, e Sara, sua mulher, terá um filho'. Sara escutava à entrada da tenda, atrás dele.
Abraão e Sara já eram velhos, de idade bem avançada, e Sara já tinha passado da idade de ter filhos.
Por isso Sara riu consigo mesma, quando pensou: 'Depois de já estar velha e meu senhor já idoso, ainda terei esse prazer?'
Mas o Senhor disse a Abraão: 'Por que Sara riu e disse: Poderei realmente dar à luz, agora que sou idosa?
Existe alguma coisa impossível para o Senhor? Na primavera voltarei a você e Sara terá um filho'."
(GÊNESIS 18:10-14)

Existe alguma coisa impossível para Deus?

Quero convidá-lo a começar sua reflexão hoje pensando sobre a frase acima, dita pelo próprio Deus a Abraão quando Sara questiona, mesmo que só para si, a promessa de que ela teria um filho, já que tanto ela quanto Abraão eram idosos.

Eu não sei você, mas, de vez em quando, preciso lembrar que Deus é Deus, que Ele é fiel, que Suas promessas aguardam o momento em que eu estiver pronta para vivê-las. Preciso lembrar que, diferentemente de mim, Deus cumpre com Sua palavra e que a bondade e a fidelidade Dele é eterna e está sobre a minha vida.

Em um momento muito crítico do meu casamento, quando eu não via mais esperanças, fui a um culto e uma pastora que eu amo muito me chamou no altar, sentou-me no seu colo, como uma filha senta no colo do Pai, e falou ao meu ouvido uma profecia sobre meu casamento. Ela me disse ali tudo que eu precisava ouvir para acender novamente a chama da esperança no meu coração e não desistir de continuar na jornada, vivendo meu processo de transformação pessoal, apesar das circunstâncias dizerem o contrário.

Essa foi a única profecia que recebi sobre Paulo e eu, sobre nosso relacionamento, mas me agarrei àquela promessa e ela gerou vida dentro de mim. Produziu esperança e fé.

Esse é o poder das promessas de Deus, das profecias que existem sobre as nossas vidas. Elas têm o poder de mudar o nosso olhar. Deixamos de nos mover pelo que nossos olhos conseguem enxergar no dia de hoje (as circunstâncias do presente) e passamos a agir como quem sabe que dias melhores virão, pois conhecemos o caráter de quem prometeu e sabemos que Ele é fiel para cumprir.

As promessas de Deus nas nossas vidas não vêm com a data de execução impressa, mas no tempo apropriado veremos todas elas tornando-se real.

Não pense que eu sou mais forte ou tenho muito mais fé que você quando uma promessa de Deus para mim demora a acontecer. Quantas e quantas vezes eu, chorando, clamei a Deus pelo milagre no meu casamento. Quantas vezes quis desistir de tudo e esquecer a visão de futuro que aquela mulher de Deus me entregara. O que eu estava vivendo era tão desafiador que desistir parecia o caminho mais fácil. Eu tive, e ainda tenho de vez em quando, esses pensamentos porque sou humana e falha, mas no meu espírito e no meu coração eu já sei a resposta e o caminho a seguir. E a verdade é que só acessarei a minha promessa quando o que Deus precisa fazer em mim, no meu caráter, na minha fé e no meu relacionamento com Ele estiver do jeitinho que Ele planejou.

Só vivemos nossas promessas quando o tratamento do Pai em nossas vidas estiver na medida certa, no entendimento Dele. Mas acalme seu coração, pois Deus só permite viver desafios para sermos melhores, mais parecidos com Jesus e menos aliançado com as trevas. Em Provérbios, a Bíblia diz que Deus só disciplina o filho que Ele ama. Por isso que no livro de Tiago ele nos manda ter por motivo de muita alegria quando passarmos por muitas provações, pois, quando a nossa fé é provada, ela produzirá em nós perseverança, e a perseverança deve ter ação completa, a fim de sermos maduros e íntegros, sem nos faltar coisa alguma.

Então, precisamos entender que está doendo para que possamos nos alegrar e saber que, se formos capazes de aprender, mudar, aumentar a nossa fé e nos tornarmos mais íntegros, viveremos as promessas mais lindas de Deus para nossas vidas. Na verdade, seremos surpreendidos, pois Deus é perito em fazer infinitamente mais do que pedimos ou pensamos.

Logo, não desista da jornada. Mantenha-se no processo e olhe para as promessas, e não para o cenário de dor que porventura exista hoje na sua vida.

Talvez você esteja curioso, pensando se eu já vivi a promessa que eu ouvi da pastora naquele dia. A resposta é ainda não. Contudo, por eu seguir vivendo a minha jornada de transformação em Jesus, Ele tem me surpreendido fazendo infinitamente mais do que um dia eu imaginei em muitas outras áreas da minha vida, e tenho convicção de que, quando minha fé, minha perseverança e eu formos realmente maduras e íntegras, nos padrões que Deus deseja de mim, eu verei o Seu agir e a Sua promessa.

TRAZENDO CONSCIÊNCIA

Quando você olha para sua vida hoje, existe alguma situação que lhe causa dor, tristeza, frustação e angústia?

E a pergunta que eu faço diante dessa situação é: **existe alguma coisa impossível para Deus?**

Nosso Deus é o Deus do impossível. Ele é um Deus de alianças e de promessas e a vontade Dele para nossas vidas é boa, perfeita e agradável. Ele também sabe que, para que vivamos os planos Dele para nossas vidas, precisamos ser aprimorados, tratados, transformados até nos tornarmos íntegros, sem nada faltar.

Então, apresente para Jesus hoje, mais uma vez, essa situação que rouba sua alegria. Dobre agora seus joelhos e converse com seu Pai. Fale como você se sente diante disso, o quanto precisa da intervenção Dele nessa situação e de uma promessa para que você descanse seu coração e siga na jornada sendo transformado.

PLENITUDE

Depois que fizer sua oração, você vai escrever uma profecia poderosa para essa área da sua vida. Ouse! Assim como para Sara e Abraão, já idosos, gerar um filho era algo impossível aos olhos deles; por isso, você vai olhar para essa situação específica da sua vida lembrando que não existem coisas impossíveis para Deus e vai escrever todas as maravilhas em que essa situação vai se transformar. Se for seu casamento, escreva com detalhes como será seu novo casamento com seu cônjuge, como será o carinho, o respeito, a harmonia, o sexo, a fidelidade, o quanto serão plenos e felizes. Se for sua vida financeira, profetize qual será sua nova receita mensal, todas as dívidas sendo quitadas, sobrando muito dinheiro por mês, sendo próspero e ainda abençoando muitas pessoas. Se for sua saúde, escreva uma profecia na qual você declara que todas as células do seu corpo estão limpas e curadas, que tem vigor, energia, um sistema imunológico perfeito e que vai viver cem anos com disposição e lucidez, brincando com os netos dos seus filhos.

Escreva sua profecia, lembrando que para Deus nada é impossível.

MINHA PROFECIA

"Deleita-se no Senhor, e ele concederá aos desejos do seu coração".
(SALMOS 37:4)

....
....
....
....
....
....
....
....
....
....

PARA OUVIR DURANTE A REFLEXÃO

Aponte agora seu celular para o QR Code ao lado ou então acesse o link que deixarei a seguir. Essa foi a música que escolhi para que você inicie suas orações louvando ao Pai e entrando em comunhão com o Espírito Santo.

"DEUS DE PROMESSAS" – DAVI SACER
http://febra.site/plenitudeplaylist

ORAÇÃO

PAI AMADO, DEUS DE TODA HONRA E TODA GLÓRIA. SENHOR, ESTOU HOJE DIANTE DE TI PARA DIZER QUE TU ÉS O MESMO DEUS DE ABRAÃO E SARA, O MESMO DEUS DE ISAQUE, DE JACÓ, DE JOSÉ E QUE, ASSIM COMO ELES VIVERAM E EXPERIMENTARAM AS TUAS PROMESSAS EM SUAS VIDAS, EU DECLARO QUE EU CREIO QUE, NO TEMPO APROPRIADO, TAMBÉM EXPERIMENTAREI DA TUA MISERICÓRDIA E DO TEU FAVOR NESTA SITUAÇÃO DA MINHA VIDA (CITE A SITUAÇÃO). TE PEÇO, SENHOR, HUMILDADE PARA EU APRENDER RÁPIDO E MUDAR TUDO QUE PRECISA SER TRANSFORMADO EM MIM PARA EU VIVER OS TEUS PLANOS PARA MIM. TE PEÇO E JÁ TE AGRADEÇO, EM NOME DE JESUS.

ORAÇÃO PESSOAL

Esta é a hora da sua oração pessoal, sua conversa mais sincera com Deus. Esteja livre para falar o que vai em seu coração, sempre com humildade, obediência e verdade. Deixe que seu amor por Ele o guie neste momento especial de oração.

dia 12

O que você desistiu de pedir para Deus?

> Peçam, e lhes será dado; busquem, e encontrarão; batam, e a porta lhes será aberta.
> Pois todo o que pede, recebe; o que busca, encontra; e àquele que bate, a porta será aberta."
> **(MATEUS 7:7-8)**

O que você está cansado de pedir a Deus? Talvez exista na sua vida algo que já considera que só um milagre pode resolver. Quem sabe, um problema que se arrasta por muito tempo. Você já orou e clamou por Ele durante anos, já fez vários jejuns, já subiu ao monte para buscar a face de Deus e nenhuma resposta veio como solução para essa dor.

Eu tenho uma situação exatamente assim na minha vida. Que hoje, enquanto eu escrevo este livro, me fez questionar: *Até quando, Pai?* E eu preciso contar uma história sobre o dia em que pensei em desistir dessa causa e qual foi a resposta que veio do céu para mim. Em maio de 2022, eu, meu esposo e um grupo de clientes e amigos fizemos uma viagem incrível para Israel. Quando entrei no avião, fechei os olhos para fazer uma oração sobre as minhas expectativas espirituais nessa viagem. Falei para Deus tudo que gostaria de viver em Israel. Falei das minhas expectativas espirituais, das respostas que eu buscava e da direção Dele para a nova estação da minha vida. No final da minha oração, veio à minha mente um problema que ainda existe na minha vida e que rouba minha paz e alegria, algo que entristece a minha alma. Porém, quando esse assunto apareceu, não consegui orar por ele. Nesse dia, eu estava já com poucas ou nenhuma esperança, e simplesmente disse para Deus: *Pai, sobre esse assunto, eu não sei nem mais como orar... Já pedi tanto, derramei tantas lágrimas, fiz tanto clamor, jejum e nada, então vamos deixar esse assunto do meu milagre "de fora" da minha oração sobre o que quero viver espiritualmente em Israel. Assim eu não aumento minha expectativa e não me frustro mais uma vez.* E acabei desse jeito meu momento de oração.

Assim que pousamos, chegou uma mensagem no meu celular de uma pessoa muito importante na minha vida, a pastora Ezenete Rodrigues. Ela é uma das que segurou na minha mão durante todo meu processo de busca pela minha real identidade em Deus e de transformação do meu caráter. Foi por meio da vida e do ministério dela que consegui construir uma nova e forte conexão com Deus. Ela tem autoridade espiritual sobre minha vida e nós temos muita conexão no espírito. Não consigo contar as vezes que o Espírito Santo usou a vida da pastora Ezenete para me orientar, me exortar, me proteger, me amar e responder aos meus clamores. Na mensagem que recebi assim que pousamos em Israel, ela, que não fazia ideia de que lugar do mundo eu estava naquele momento, disse que estava orando por mim e que tinha uma passagem bíblica para minha vida naquele dia. E a passagem era a que abre este capítulo.

Imediatamente, eu disse: meu Deus, como Tu és real! Como Tu és lindo e cuidas de nós nos mínimos detalhes. *Obrigada, Pai, por não me deixares desistir.*

Ele não nos prometeu um caminho fácil nem disse que seria rápido e sem dor, mas nos mandou ter bom ânimo, pois Ele venceu o mundo. A decisão que tomei depois dessa resposta do céu foi não desistir de buscar. Não desistir de pedir e não parar de bater na porta. Enquanto peço a Deus, eu me pergunto: o que ainda preciso mudar? O que ainda preciso aprender? O que ainda preciso transformar em mim para viver a promessa?

Tenho certeza de que esse tempo sem receber meu milagre e sem ver o que me foi prometido para essa área específica da minha vida é para meu aperfeiçoamento. Pouco tempo depois, entendi que decidir parar de orar por esse assunto *foi também uma manifestação de orgulho*, pois não crer que Aquele que começou a boa obra em mim é fiel para concluir *só pode ser orgulho*. Não crer nas promessas que Deus já me fez sobre essa área é ingratidão. Mas só entendi tudo isso depois que examinei meu coração e vi que a minha atitude de decidir não mais pedir a Deus era um grito de *falta de fé*. Mas sei que sem fé e com desobediência é impossível agradar a Deus.

Deus me falou também outra coisa em um desses dias em que eu estava me questionando novamente se ainda tinha jeito e se meu milagre iria chegar: eu só verei a promessa quando estiver pronta. Eu nunca tinha lido isso, mas Deus mandou literalmente do céu esta passagem: *O Senhor não se demora em cumprir a sua promessa, como julgam alguns. Pelo contrário, ele é paciente com vocês, não querendo que ninguém pereça, mas que todos cheguem ao arrependimento* (2 Pedro 3:9). Ou seja, a promessa não vai se cumprir enquanto eu não estiver transformada, enquanto ainda faltar arrependimento na minha vida. Então, em vez de parar de clamar, devo concentrar minhas forças e fé em forjar mais e mais meu caráter para que eu esteja pronta para não ser destruída pela promessa. Entendeu?

TRAZENDO CONSCIÊNCIA

Não sei o que você tem pedido a Deus por muito tempo sem ser atendido. Ou quem sabe você, como eu naquele voo, já não saiba mais como pedir e nem ao certo o que pedir, pois alguma dor já se arrasta na sua vida por tanto tempo, como um fardo, que não consegue mais enxergar a saída. Vim aqui convidá-lo a junto comigo *dizer não para a desistência*. Com fé pediremos, com obediência seremos transformados e com gratidão celebraremos todos os dias, pois vamos viver o nosso milagre.

Desde esse dia eu nunca mais deixei de orar, jejuar e declarar o milagre que eu, pelos olhos da fé, já vejo chegando. Vai se cumprir! Eu creio.

> Então, como um ato de arrependimento diante de Deus pela sua falta de fé, escreva nas linhas a seguir seu milagre e em seguida dobre os joelhos, peça perdão a Deus por não ter acreditado na fidelidade Dele; peça perdão pela incredulidade do seu coração e, a partir de hoje, todos os dias, declare a vitória na área de sua vida que está causando sofrimento. E já agradeça, pois, no tempo perfeito do Senhor, vai se cumprir, em nome de Jesus.
>
> ....
> ....
> ....
> ....
> ....

O QUE VOCÊ DESISTIU DE PEDIR PARA DEUS?

PARA OUVIR DURANTE A REFLEXÃO

Aponte agora seu celular para o QR Code ao lado ou então acesse o link que deixarei a seguir. Essa foi a música que escolhi para que você inicie suas orações louvando ao Pai e entrando em comunhão com o Espírito Santo.

"ALGO NOVO" – LUKAS AGUSTINHO
http://febra.site/plenitudeplaylist

ORAÇÃO

PAI QUERIDO, EU HOJE ABRO MEU CORAÇÃO, CLAMANDO PELA TUA GRAÇA E O TEU FAVOR SOBRE A MINHA VIDA. QUERO RECONHECER A MINHA FALTA DE FÉ DIANTE DAS SITUAÇÕES DIFÍCEIS. EU SEI QUE SEM FÉ É IMPOSSÍVEL AGRADAR A TI. EU HOJE DECIDO CRER, POIS A TUA PALAVRA DIZ QUE TODAS AS COISAS COOPERAM PARA O BEM DOS QUE TE AMAM E VIVEM SEGUNDO OS TEUS PROPÓSITOS, E EU TE AMO E QUERO ESTAR TODOS OS DIAS DA MINHA VIDA EM SANTIDADE E OBEDIÊNCIA. EM NOME DE JESUS, AMÉM.

ORAÇÃO PESSOAL

Esta é a hora da sua oração pessoal, sua conversa mais sincera com Deus. Esteja livre para falar o que vai em seu coração, sempre com humildade, obediência e verdade. Deixe que seu amor por Ele o guie neste momento especial de oração.

91

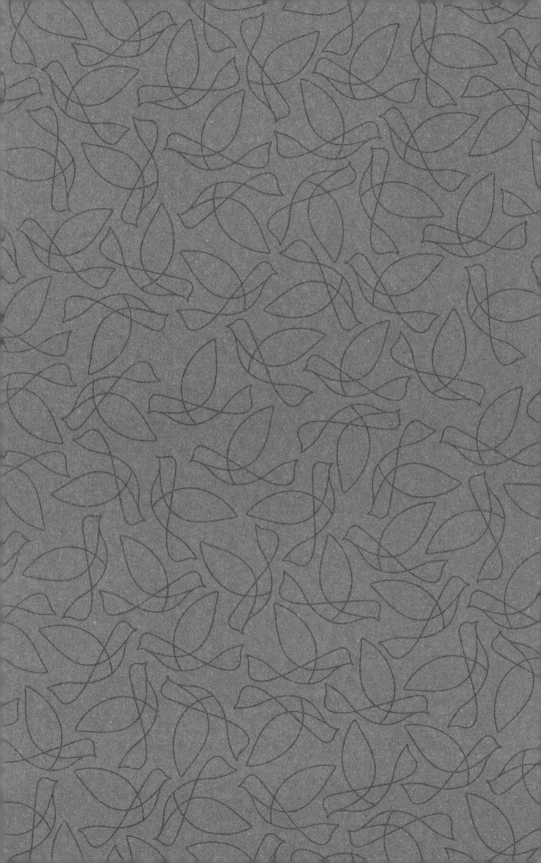

PLENITUDE NA ELIMINAÇÃO DO ORGULHO

dia 13

Qual a origem dele nas nossas vidas?

 "O orgulho vem antes da destruição; o espírito altivo, antes da queda."
(PROVÉRBIOS 16:18)

Levei algum tempo para entender que ele era a razão de todas as disfunções que existiam na minha vida. Que ele era a raiz de tudo que existia em mim que não agradava a Deus. E, pior, que era ele quem me impedia de ser a mulher que Deus me criou para ser. E o que hoje eu ainda não transformei em mim é por causa dele: o orgulho.

    O orgulho é ardiloso. Ele entra na minha vida e na sua como a solução dos nossos problemas. Ele entra como nosso fiel protetor, nosso melhor amigo. Ele foi o nosso maior aliado durante nossos momentos de dor. O orgulho, esse sentimento de difícil autodiagnóstico, se instala no nosso caráter quando passamos por experiências de dor, quando nos sentimos abandonados, traídos, trocados, comparados, criticados, humilhados, espancados, abusados e qualquer outra experiência em que nos sentimos não amados, não aceitos, não pertencentes ao grupo, ou seja, quando nos sentimos de alguma maneira *rejeitados*.

    Eu comparo o orgulho a um amante. Para ele, você está sempre bonita, sempre cheirosa, tudo que faz é lindo e perfeito, e os problemas da sua vida são os outros, nunca você. E, para a comparação ser ainda mais real, o orgulho vai dar um jeito de anular, de invalidar, desqualificar e, se possível, matar seu adversário mais forte, possivelmente seu cônjuge. Afinal de contas, o cônjuge é a pessoa que mais vê a verdade sobre quem tem sido e a melhor pessoa para jogar luz nas suas trevas. Mas é claro que o orgulho não suporta essa luz, não suporta a verdade.

A palavra de Deus nos exorta a ver o perigo do orgulho. Se observados, todos os grandes homens da Bíblia que desobedeceram a Deus e caíram fizeram isso por orgulho. O orgulho fez Saul, rei ungido de Israel, perder completamente seu equilíbrio e propósito. O orgulho fez Davi, um homem segundo o coração de Deus, cair e realizar um ato terrível (derramar sangue inocente) que o impediu de construir o templo do Senhor. E eu poderia citar dezenas de outros exemplos de grandes homens da fé, escolhidos por Deus para grandes obras, que em algum momento foram vencidos pelo orgulho.

O orgulho funciona na nossa vida como uma muralha, gerando cegueira sobre quem de fato estamos sendo. Ele anula nossa consciência e, logo, se não reconhecemos a existência dele nem suas consequências na vida, não podemos eliminá-lo.

TRAZENDO CONSCIÊNCIA

Quando busquei ajuda para não perder meu casamento, eu estava completamente inconsciente do quanto era prisioneira do orgulho. Sempre que o Paulo trazia luz para os meus comportamentos, eu refutava, e meu diálogo interno era sempre de que o problema era ele, de que ele era viciado em crítica e insatisfação. Que eu era a melhor esposa do mundo e ele não reconhecia. Tudo orgulho. O orgulho rouba da nossa vida o direito de nos responsabilizarmos pelo que nos acontece e por isso nos impede de mudar.

O orgulho se manifesta de muitas formas. Ele pode vir disfarçado de ausência de perdão, dificuldade em reconhecer os próprios erros e pedir perdão, de autossuficiência e arrogância, que o convencem de que você já sabe tudo, e de medos emocionais como falar em público, casar ou ter filhos. O orgulho nos impede de demonstrar fraqueza e pedir ajuda.

Durante muitos anos, não reconheci que existia orgulho em mim. Afinal de contas, por orgulho jurei para mim e para o mundo que eu faria tudo muito bem-feito e que não seria jamais criticada pela minha performance, como fui tantas vezes na minha infância. E esse juramento adulterou minha identidade, meu caráter e quase me fez destruir minha família.

QUAL A ORIGEM DELE NAS NOSSAS VIDAS?

E você? Como o orgulho entrou na sua vida? De quais feridas ele prometeu protegê-lo e qual preço você e as pessoas que ama têm pagado hoje pelo orgulho que existe no seu coração? Responder a essas perguntas é fundamental para seu processo de transformação. Só a verdade combate o orgulho. Só a consciência nos coloca no lugar de cura e de libertação do orgulho. Foi a verdade e a consciência que rasgaram meu coração diante de Deus, que me permitiram reconhecer meus maus comportamentos e me arrepender. Foi a verdade que me fez pedir perdão a Deus por ter andado tanto tempo dentro da casa do Senhor sem deixar que Ele curasse as minhas feridas. Deus esperou que eu reconhecesse o que estava errado no meu caráter e que eu abrisse a porta por meio do meu arrependimento para o *poder* Dele entrar e começar a transformação em mim. E, sem dúvida, meu maior adversário nesse caminho foi e ainda é o orgulho. Anote a seguir suas respostas, com sinceridade nesta reflexão.

PLENITUDE

PARA OUVIR DURANTE A REFLEXÃO

Aponte agora seu celular para o QR Code ao lado ou então acesse o link que deixarei a seguir. Essa foi a música que escolhi para que você inicie suas orações louvando ao Pai e entrando em comunhão com o Espírito Santo.

"EU SÓ QUERO TUA PRESENÇA" – THEO RUBIA
http://febra.site/plenitudeplaylist

ORAÇÃO

DEUS, MEU PAI QUERIDO, HOJE ABRO MEU CORAÇÃO, MINHA MENTE E MINHAS EMOÇÕES PARA O ESPÍRITO SANTO DE DEUS ENTRAR COLOCANDO LUZ, TRAZENDO VERDADE E CONSCIÊNCIA SOBRE TODO O ORGULHO QUE AINDA EXISTE EM MIM E AS CONSEQUÊNCIAS DELE NA MINHA VIDA E NA VIDA DAS PESSOAS QUE EU MAIS AMO. SENHOR, QUERO TER A MAIS PROFUNDA CLAREZA SOBRE O AGIR DO ORGULHO NA MINHA VIDA. ASSIM, EU PODEREI INTERROMPER SEU DOMÍNIO SOBRE MINHAS EMOÇÕES, MEUS PENSAMENTOS E MINHAS AÇÕES EU VERDADEIRAMENTE ME ARREPENDA DO MAL QUE TENHO CAUSADO E PARA QUE TU POSSAS ME PERDOAR E ME CONDUZIR PARA UMA VIDA DE SERVIÇO A TI, E NÃO AO TEU INIMIGO.

ORAÇÃO PESSOAL

Com o coração aberto e tranquilo, ajoelhe-se e fale com Deus. Em suas próprias palavras, fale de seus medos, suas esperanças e suas novas atitudes para que a promessa se cumpra em sua vida. A sinceridade com o Pai é essencial neste momento.

98

dia 14

Quem disse que existe orgulho em mim?

> Vocês os reconhecerão por seus frutos.
> Pode alguém colher uvas de um espinheiro
> ou figos de ervas daninhas?
> Semelhantemente, toda árvore boa dá frutos
> bons, mas a árvore ruim dá frutos ruins.
> A árvore boa não pode dar frutos ruins,
> nem a árvore ruim pode dar frutos bons.
> Toda árvore que não produz bons frutos
> é cortada e lançada ao fogo.
> Assim, pelos seus frutos vocês
> os reconhecerão!"
> **(MATEUS 7:16-20)**

Nessa passagem, Jesus nos exorta a tomar cuidado com os falsos profetas. E o caminho que Ele nos dá para identificarmos se são mensageiros de Deus ou das trevas é olharmos para os frutos desses homens na vida deles.

O tipo de fruto sempre será o caminho certo para reconhecermos a árvore. E essa verdade não vale apenas para os falsos profetas, mas para todos nós. Somos como árvores. Nossa vida produz frutos e a qualidade dos nossos frutos fala sobre quem temos sido. Fala da qualidade do solo onde nossas raízes estão plantadas, fala de como estão nosso coração e nosso caráter.

A qualidade do solo (nosso coração e nossa mente) onde estão plantadas nossas raízes define a qualidade dos frutos que estamos produzindo. E nossos frutos são manifestados por meio da nossa comunicação (verbal e não verbal), nossos pensamentos, sentimentos, comportamentos e dos resultados alcançados em todas as áreas da nossa vida.

Como sou uma pessoa muito prática, amo a frase que diz que *contra fatos não* há argumentos. As maçãs penduradas na copa da árvore são a evidência que nos garante que aquela árvore é uma macieira, assim como não acharemos uma banana pendurada em uma goiabeira. Então, *os frutos que a nossa vida tem produzido definem quem temos sido*. Nosso desafio agora é termos coragem e humildade para olharmos para a nossa vida e, com verdade, reconhecermos que existem em nós frutos de um coração orgulhoso.

TRAZENDO CONSCIÊNCIA

Depois de fazer o exercício que proponho logo a seguir e reconhecer, com verdade e humildade, a consciência sobre algumas formas de manifestação do orgulho que existem em você, o primeiro sentimento que deve tomar conta de você é a gratidão. Gratidão, Camila? Sim, *gratidão*.

Gratidão porque você não está mais cego, gratidão porque a verdade liberta, gratidão porque o orgulho começou a perder na sua vida, gratidão porque o primeiro passo para a mudança você acabou de dar, que é ter consciência, gratidão porque é livre para fazer diferente de agora em diante, gratidão porque Jesus diz que somos perdoados sempre que nos arrependemos, sempre que confessamos nossos erros e pedimos perdão. Então, encha seu coração de gratidão para que a culpa não tenha espaço para chegar, pois ela não é de Deus.

O orgulho tem muitas maneiras de se manifestar. A seguir, coloquei algumas das mais comuns. Sugiro que, com muita sinceridade, você faça um **X** em cada uma que você em algum momento da sua vida viu em si, após examinar seus pensamentos, sentimentos e comportamentos.

MANIFESTAÇÃO DE ORGULHO

- [ ] Arrogância
- [ ] Prepotência
- [ ] Vaidade
- [ ] Atalho
- [ ] Zona de conforto
- [ ] Falta de perdão
- [ ] Mentira
- [ ] Autossuficiência
- [ ] Ingenuidade
- [ ] Desobediência
- [ ] Insatisfação/ingratidão
- [ ] Desonra/desrespeito
- [ ] Inveja
- [ ] Impaciência

Para ajudá-lo nessa atividade, acesse o seguinte QR Code, em que eu o conduzo, explicando cada uma das manifestações.

https://febra.site/mani-orgulho-camila-vieira

PLENITUDE

PARA OUVIR DURANTE A REFLEXÃO

Aponte agora seu celular para o QR Code ao lado ou então acesse o link que deixarei a seguir. Essa foi a música que escolhi para que você inicie suas orações louvando ao Pai e entrando em comunhão com o Espírito Santo.

"LIBERTA-ME DE MIM" – LUMA ELPIDIO
http://febra.site/plenitudeplaylist

ORAÇÃO

DEUS, EU TE AGRADEÇO PELO PRIVILÉGIO DE APRENDER COM A TUA PALAVRA. AGRADEÇO PORQUE, POR MEIO DA TUA PALAVRA, EU SOU TRANSFORMADO DIA A DIA. OBRIGADO POR ABRIRES MEUS OLHOS, FAZENDO-ME RECONHECER AS CONSEQUÊNCIAS DO ORGULHO EM MIM. TRAZ A MIM MAIS E MAIS CONSCIÊNCIA PARA QUE EU POSSA AGIR IMEDIATAMENTE QUANDO O ORGULHO QUISER DOMINAR NOVAMENTE MEUS COMPORTAMENTOS. TRAZ AGORA, PAI, AO MEU PENSAMENTO, TODAS AS PESSOAS QUE, ALÉM DE TI E DE MIM, EU JÁ FERI E MAGOEI POR CAUSA DO ORGULHO QUE EXISTIA EM MIM. AJUDA-ME, PAI, A ME ARREPENDER, PEDIR PERDÃO A TODAS ESSAS PESSOAS E A NÃO MAIS ERRAR COM ELAS. SENHOR, EU QUERO DIZER QUE RECONHEÇO TODOS MEUS MAUS COMPORTAMENTOS ACIMA, QUE EU ME ARREPENDO DIANTE DE TI E DE CADA UM DELES E TE PEÇO PERDÃO. ESPÍRITO SANTO DE DEUS, SANTIFICA-ME PARA QUE O ORGULHO NÃO ENCONTRE MAIS ESPAÇO EM MEU CARÁTER PARA AGIR.

ORAÇÃO PESSOAL

Com o coração aberto e tranquilo, ajoelhe-se e fale com Deus. Em suas próprias palavras, fale de seus medos, suas esperanças e suas novas atitudes para que a promessa se cumpra em sua vida. A sinceridade com o Pai é essencial neste momento.

O orgulho nos rouba a consciência

E o Senhor enviou a Davi o profeta Natã. Ao chegar, ele disse a Davi: 'Dois homens viviam numa cidade, um era rico e o outro, pobre. O rico possuía muitas ovelhas e bois, mas o pobre nada tinha, senão uma cordeirinha que havia comprado. Ele a criou, e ela cresceu com ele e com seus filhos. Ela comia junto dele, bebia do seu copo e até dormia em seus braços. Era como uma filha para ele.
Certo dia, um viajante chegou à casa do rico, e este não quis pegar uma de suas próprias ovelhas ou de seus bois para preparar-lhe uma refeição. Em vez disso, preparou para o visitante a cordeira que pertencia ao pobre'.
Então, Davi encheu-se de ira contra o homem e disse a Natã: 'Juro pelo nome do Senhor que o homem que fez isso merece a morte! Deverá pagar quatro vezes o preço da cordeira, porquanto agiu sem misericórdia'.
Então Natã disse a Davi: 'Você é esse homem!

Assim diz o Senhor, o Deus de Israel: 'Eu o ungi rei de Israel, e livrei-o das mãos de Saul.
Dei-lhe a casa e as mulheres do seu senhor. Dei-lhe a nação de Israel e Judá. E, se tudo isso não fosse suficiente, eu lhe teria dado mais ainda.
Por que você desprezou a palavra do Senhor, fazendo o que ele reprova? Você matou Urias, o hitita, com a espada dos amonitas e ficou com a mulher dele.
Por isso, a espada nunca se afastará de sua família, pois você me desprezou e tomou a mulher de Urias, o hitita, para ser sua mulher'.
Assim diz o Senhor: 'De sua própria família trarei desgraça sobre você. Tomarei as suas mulheres diante dos seus próprios olhos e as darei a outro; e ele se deitará com elas em plena luz do dia.
Você fez isso às escondidas, mas eu o farei diante de todo o Israel, em plena luz do dia'."
(2 SAMUEL 12:1-12)

Essa parte da história de Davi, o homem segundo o coração de Deus, é a maior demonstração do poder aniquilante que o orgulho exerce sobre a nossa consciência. Davi se enfurece e diz que merece a morte o homem que comete tamanho absurdo, e em nenhum momento percebe que aquela metáfora contada pelo profeta Natã estava descrevendo exatamente seu pecado. É este o grande papel do orgulho em nós: o engano.

O pressuposto para qualquer processo de mudança no ser humano é a consciência. Reconhecer nossos erros, nossas falhas, fraquezas e más escolhas sempre será o passo inicial para o arrependimento e a mudança. Então, como o objetivo maior do orgulho na nossa vida é nos afastar da vontade de Deus para nós, ele sempre encherá a nossa mente com diálogos internos que nos roubam toda e qualquer responsabilidade sobre o que nos acontece. O orgulho sempre vai nos levar a justificar nossos erros, a culpar os outros, a ter uma lista sem

O ORGULHO NOS ROUBA A CONSCIÊNCIA

fim de bons motivos e boas intenções para tudo que fizemos e que deu errado, impedindo-nos de mudar.

Quando iniciei meu processo de mudança, meu maior sabotador, como já comentei, era a falta de consciência sobre a verdade de quem eu vinha sendo. Eu não reconhecia em mim a mulher que o Paulo dizia que tanto o fazia sofrer. Eu me enchia de pensamentos e palavras de vitimização dizendo que o problema só poderia ser ele, que era viciado emocionalmente em crítica e insatisfação. Que era ingrato e não reconhecia nem valorizava todas as minhas virtudes e qualidades como esposa e sócia. E que, por mais que eu me esforçasse, nunca conseguiria agradá-lo. Que era melhor eu desistir e deixá-lo livre para encontrar uma nova esposa que atendesse todas as suas expectativas. Todo esse discurso infeliz que eu contava para mim eram palavras produzidas pelo orgulho que reinava em minha vida. A última coisa que o orgulho ia permitir era que eu reconhecesse todos os meus erros, a minha arrogância, a falta de paciência com meu esposo e com as outras pessoas, minha falta de respeito, insubmissão e desonra. Se eu seguisse sem essa consciência, eu não mudaria e, sem mudar, eu perderia meu casamento, destruiria a minha família, a nossa empresa – e ele, o orgulho, venceria. Hoje, vejo o quanto meu processo de transformação e o nosso sofrimento (meu, do Paulo e, por que não dizer, dos nossos filhos, que percebiam nossa dor) teriam sido abreviados se eu não tivesse resistido tanto, demorado a reconhecer (consciência) e a entender que eu era a única responsável pelos problemas enfrentados no nosso casamento (autorresponsabilidade). Minha consciência aprisionada pelo orgulho quase me fez perder essa batalha.

Só quando conseguimos calar o orgulho que existe em nós, podemos ter a real consciência sobre quem temos sido, sobre nossos comportamentos, sobre nossos acertos e nossos erros. Logo, o primeiro passo para o arrependimento e a mudança que você precisa viver só vai acontecer quando vencer o orgulho.

E, acredite, assim como foi com Davi ("Assim diz o Senhor: De sua própria família trarei desgraça sobre você. Tomarei as suas mulheres diante dos seus próprios olhos e as darei a outro; e ele se deitará com elas em plena luz do dia" - 2 Samuel 12:11). E assim como foi na minha vida (Paulo chegou e disse que me amava muito, mas que com aquela mulher ele não continuaria casado). O preço de uma vida guiada pelo orgulho, sem consciência, sem arrependimento e sem mudança sempre será cobrado. A conta vai chegar e o preço sempre é alto e cheio de dor. Pense nisso!

PLENITUDE

TRAZENDO CONSCIÊNCIA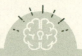

Olhando para sua vida hoje, prestando atenção ao seu diálogo interno sobre tudo o que lhe acontece, em quais áreas da sua vida o orgulho tem roubado sua consciência? Em quais áreas ele tem impedido você de reconhecer suas más escolhas, as sementes ruins que plantou e que hoje têm gerado dor e amargura? Talvez o orgulho o tenha feito errar muito no seu relacionamento com seus filhos e agora colha as consequências. Quem sabe seus maiores erros tenham sido na sua vida financeira, escolhas irresponsáveis que produziram muitos problemas nessa área. Quais são as consequências pelo orgulho que reinava em você?

Dedique um tempo ao exercício de olhar para sua vida, sem pressa, e colocar luz nas trevas. Deixe doer, mas traga a verdade. Traga a consciência. Cale as vozes que tiram de você a responsabilidade por esses problemas e assuma hoje seu lugar de comandante das suas escolhas. Deixe doer, mas arrependa-se, peça perdão a Deus, peça perdão a quem você deve perdão e peça perdão a si mesmo. Deixe doer, mas vença a luta contra o orgulho. Deixe claro que começou a batalha contra ele na sua vida e que ele já perdeu.

Após refletir, escreva quais fichas caíram, quais entendimentos você teve e qual decisão você tomou para mudar de atitude daqui para a frente.

....
....
....
....
....
....
....
....
....

O ORGULHO NOS ROUBA A CONSCIÊNCIA

PARA OUVIR DURANTE A REFLEXÃO

Aponte agora seu celular para o QR Code ao lado ou então acesse o link que deixarei a seguir. Essa foi a música que escolhi para que você inicie suas orações louvando ao Pai e entrando em comunhão com o Espírito Santo.

"ME AJUDE A MELHORAR" – ELI SOARES
http://febra.site/plenitudeplaylist

ORAÇÃO

PAI, EU DECLARO QUE, A PARTIR DE HOJE, ASSUMO A RESPONSABILIDADE SOBRE A MINHA VIDA. EU DECLARO QUE O SENHOR DA MINHA VIDA É JESUS, E NÃO O ORGULHO, REPRESENTANTE DO INFERNO, QUE VINHA TENTANDO ME ROUBAR DO HOMEM/MULHER QUE TU ME FIZESTE PARA SER. ESPÍRITO SANTO DE DEUS, ASSUME O COMANDO DE TODOS OS MEUS PENSAMENTOS, MEUS SENTIMENTOS E ME EXORTA SEMPRE QUE EU ME MOVER NA DIREÇÃO DO PECADO PARA QUE A MINHA VIDA TE AGRADE E QUE EU CUMPRA MINHA MISSÃO DE GLORIFICAR AO MEU PAI AQUI NESTA TERRA POR MEIO DA MINHA VIDA. EU TE AMO, JESUS, E DECIDO A PARTIR DE HOJE SER TODOS OS DIAS DA MINHA VIDA MAIS PARECIDO CONTIGO EM HUMILDADE E SANTIDADE.

ORAÇÃO
PESSOAL

Com o coração aberto e tranquilo, ajoelhe-se e fale com Deus. Em suas próprias palavras, fale de seus medos, suas esperanças e suas novas atitudes para que a promessa se cumpra em sua vida. A sinceridade com o Pai é essencial neste momento.

dia 16

O orgulho de achar que venceu o orgulho

Assim, aquele que julga estar firme, cuide-se para que não caia!"
(1 CORÍNTIOS 10:12)

O apóstolo Paulo nos adverte em 1 Coríntios 10 sobre o cuidado que temos que ter em nos mantermos vigilantes. Ele usa como exemplo o povo escolhido para experimentar o poder sobrenatural de Deus em várias ocasiões. O povo que viu o mar se abrir para livrá-lo do faraó, que recebeu todos os dias o alimento do céu necessário para sustentá-lo, que durante vários momentos da história viu Deus entregar seus inimigos em suas mãos, que viu o rio Jordão se abrir para as doze tribos passarem, entre muitas e muitas outras manifestações da aliança e do amor de Deus por ele, mas mesmo assim foi lamuriento e ingrato, foi idólatra e desobediente, rendeu-se à imoralidade. Foi *orgulhoso*.

E se o povo de Deus, que caminhava sob a nuvem do Pai durante o dia, nuvem que lhe fazia sombra para protegê-lo do Sol e coluna de fogo à noite para protegê-lo do frio, foi vencido pelo orgulho que carregava no coração, por que você acha que está imune?

Vou contar uma história. Eu já estava havia quatro anos na busca diária por alinhar minhas emoções, por me humilhar, reconhecer todos os meus erros, me arrepender, pedir perdão, buscar a Deus diariamente, caminhar clamando para que o Espírito Santo tomasse conta de tudo que existe em mim, fazendo coaching individual, Método CIS® todo ano como aluna e inúmeros retiros espirituais e, mesmo assim, em certo momento, *eu me percebi caindo novamente na cilada do orgulho*. O orgulho é ardiloso. Quando ele percebeu que eu já reconhecia

O ORGULHO DE ACHAR QUE VENCEU O ORGULHO

todo o estrago que ele fizera no meu caráter e na minha vida, que eu já me movia com consciência e que não estava mais deixando espaços para ele me dominar, ele mudou a estratégia.

Em um domingo, voltamos da igreja e o Paulo me chamou para conversarmos. Sentamo-nos no jardim da nossa casa e o Paulo, com muita sabedoria, começou a falar que reconhecia o quanto eu era uma mulher transformada e disse que via que eu continuava não medindo esforços para me manter no processo de transformação. Mas que, mesmo com tudo isso, ele estava percebendo que eu não estava ouvindo bem seus feedbacks sobre coisas em mim que ainda precisavam de mudança, e que eu agora, sempre que me sentia criticada, dizia a ele frases como: "Não tem jeito, você não reconhece minhas mudanças. Você ainda me olha como se eu fosse a velha Camila. Você ainda não me perdoou e por isso não vê que sou outra mulher. Todos falam quanto mudei e quanto me admiram, mas você só foca o que não está do jeito que você quer...".

Na hora que ouvi tudo aquilo, o sentimento imediato foi de injustiça e tristeza, mas não criei confusão, não discutimos. Eu o abracei e agradeci a maneira amorosa e verdadeira como ele estava me falando tudo aquilo. Deixei-o no jardim e fui para o meu lugar de oração pensar em tudo que ele havia me dito. E naquele momento, no meu lugar secreto, o Espírito Santo falou ao meu coração. Ele me mostrou o quanto, mais uma vez, o orgulho estava me impedindo de continuar meu processo de transformação. O quanto o orgulho estava mais uma vez cegando meus olhos para reconhecer o que eu ainda precisava mudar em mim, me impedindo de me aproximar da mulher que Deus me fez para ser. Que o orgulho estava enchendo minha mente com mais vozes de vitimização, mostrando-me como alguém que já estava muito boa – afinal de contas, já eram quatro anos nessa busca – e meu esposo como o vilão que não me valorizava, um homem cruel e insatisfeito. E essas vozes eram o meu diálogo interno, o que eu dizia para mim mesma sempre que o Paulo reclamava de algo em mim. E eram também as palavras que eu dizia a ele. Quantas vezes chorei, fiz drama, dizendo que só ele não enxergava a mulher que eu havia me tornado. E esse comportamento era o orgulho que ainda existia em mim mais uma vez tentando me afastar da verdade sobre minha vida e meu propósito, impedindo-me de reconhecer que eu ainda tinha muito o que mudar e que estava longe de ser uma mulher madura.

Depois desse entendimento, saí do meu lugar de oração, fui até meu esposo, pedi mais uma vez perdão a ele e agradeci por ele não ter desistido de mim, por ele estar na minha vida para que eu siga todos os dias.

No dia seguinte, fui a um culto com a pastora Ezenete, que, com uma palavra dada pelo Espírito Santo, disse: "Filha, quando você achar que venceu o orgulho, volte para o pó, pois ele dominou a sua consciência novamente".

TRAZENDO CONSCIÊNCIA

O que eu aprendi com tudo isso? Que eu e você precisamos nos manter no processo de transformação para sempre. Todos os dias, precisamos vigiar nossos pensamentos, nossos sentimentos e nossas escolhas. Saiba que sempre vão existir coisas a serem tratadas e que, se baixarmos a guarda, se acharmos que já vencemos, o orgulho tomará conta e voltará a conduzir a nossa vida.

Agora, convido você a escrever o que essa minha história falou ao seu coração, o aprendizado que tirou dela e o que vai levar para a sua vida hoje.

PARA OUVIR DURANTE A REFLEXÃO

Aponte agora seu celular para o QR Code ao lado ou então acesse o link que deixarei a seguir. Essa foi a música que escolhi para que você inicie suas orações louvando ao Pai e entrando em comunhão com o Espírito Santo.

"QUERO DESCER" – WILIAN NASCIMENTO, BRUNA KARLA
http://febra.site/plenitudeplaylist

ORAÇÃO

SENHOR, COMO EU PRECISO DE TI TODOS OS DIAS DA MINHA VIDA. PAI, ENSINA-ME A SONDAR MEU CORAÇÃO E ENTENDER SEMPRE QUE EXISTIR NELE QUALQUER COISA QUE NÃO TE AGRADA, PARA QUE EU POSSA ME ARREPENDER ANTES MESMO DE ERRAR. CLAMO A TI POR MAIS E MAIS CONSCIÊNCIA PARA QUE EU NÃO CAIA NAS CILADAS DO ORGULHO E DO DIABO. JESUS, VEM COM TEU SANGUE QUE CURA E QUE LIMPA. SARA, JESUS, TODAS AS FERIDAS QUE AINDA EXISTEM NA MINHA ALMA, NAS QUAIS O ORGULHO ENCONTRA ABRIGO PARA EXISTIR. SENHOR, DÁ-ME A PLENA CONVICÇÃO DO TEU AMOR POR MIM, DO TEU PERDÃO, DO QUANTO SOU FILHO AMADO E ESCOLHIDO POR TI, PARA QUE MINHA CERTEZA SOBRE MEU VALOR EM TI E MINHA IDENTIDADE DE FILHO SAREM TODAS AS MEMÓRIAS E DORES DO PASSADO, E QUE AS CONSEQUÊNCIAS DELAS EM MIM E MEU CARÁTER SEJAM AGRADÁVEIS A TI. EU TE AMO, PAI. PEÇO TUDO ISSO E JÁ TE AGRADEÇO EM NOME DE JESUS.

ORAÇÃO PESSOAL

Com o coração aberto e tranquilo, ajoelhe-se e fale com Deus. Em suas próprias palavras, fale de seus medos, suas esperanças e suas novas atitudes para que a promessa se cumpra em sua vida. A sinceridade com o Pai é essencial neste momento.

dia 17

Cuidado com a ofensa

Enquanto dançavam, as mulheres cantavam: 'Saul matou milhares, e Davi, dezenas de milhares'.
Saul ficou muito irritado, com esse refrão e, aborrecido, disse: 'Atribuíram a Davi dezenas de milhares, mas a mim apenas milhares. O que mais lhe falta senão o reino?'.
Daí em diante Saul olhava com inveja para Davi. No dia seguinte, um espírito maligno mandado por Deus apoderou-se de Saul e ele entrou em transe profético em sua casa, enquanto Davi tocava harpa, como costumava fazer. Saul estava com uma lança na mão e a atirou, dizendo: 'Encravarei Davi na parede'. Mas Davi desviou-se duas vezes."
(1 SAMUEL 18:7-11)

Há algum tempo, assisti a uma série de pregações do pastor John Bevere no YouTube, em que ele nos apresenta a *ofensa* como a maior isca de satanás para a nossa vida. Ele mostra, em inúmeras passagens bíblicas, as consequências de um coração ofendido. Veja na passagem deste capítulo. Saul era o primeiro rei ungido por Deus para Israel. Um homem que agradava a Deus, mas que, pela inveja (inveja é uma manifestação de orgulho) do sucesso que Davi estava fazendo no meio do seu povo, encheu seu coração de ofensa. E observe com atenção quando o texto diz que, por causa da ofensa de Saul, *Deus mandou um espírito maligno* se apossar dele, que entra em surto emocional. Saul passou o resto do seu reinado agindo de maneira disfuncional em busca de matar Davi. Pela ofensa do seu coração invejoso, Saul jogou fora seu propósito dado por Deus de governar seu povo. A ofensa traz à tona o pior que existe em nós. A ofensa é uma brecha espiritual para que espíritos malignos se apossem das nossas emoções e roubem o nosso propósito de vida.

Depois que entendi o tamanho da ameaça que a ofensa gera, passei a vigiar meu coração. Mas preciso que você saiba que, no primeiro momento, quando eu assisti ao estudo, pensei comigo: *Não tenho ofensas guardadas, não tenho mágoas de ninguém; logo, isso não é uma ameaça para mim.* Grande tolice! Mais uma vez o orgulho estava guiando meu pensamento, querendo me convencer de que eu era uma mulher muito evoluída emocionalmente e muito espiritual, afinal de contas, não tinha nenhum sentimento de ofensa guardado em mim. Mentira!

A verdade é que todos nós, em algum momento, dependendo da circunstância ou das pessoas, nos sentimos, de alguma maneira, ofendidos. E sabe o que mais nos ofende? Nossos vícios emocionais. Você quer saber quais são seus mais fortes vícios emocionais? Basta observar que tipo de situação suscita seus piores sentimentos e comportamentos. Que circunstâncias o ferem e magoam? Quais sentimentos inundam seu coração nessas circunstâncias? Esses são seus vícios emocionais.

Durante a infância, recebi muitas críticas, palavras de invalidação, e algumas vezes isso acontecia na frente de outras pessoas. Além de me sentir criticada, eu me sentia humilhada. E, como quase toda criança que convive com a crítica, eu tinha uma grande necessidade de conquistar a aprovação dos meus pais e me sentir amada. Mas, sempre que eu era invalidada ou criticada publicamente, além de me sentir sem valor e humilhada, eu me sentia injustiçada, como se todo o meu esforço para ser uma boa filha fosse em vão. Eu cresci e dei um jeito de me casar com um homem que, sempre que eu errava, me fazia sentir da mesma maneira como me senti tantas vezes na minha infância. A responsabilidade por isso era do meu esposo? Claro que não! Eu que sempre dava um jeito de errar, de irritá-lo e provocá-lo até que ele nutrisse o meu vício em ser criticada, de me sentir humilhada e injustiçada. Parece loucura, mas nossas emoções funcionam assim. A neurociência prova que, no nosso cérebro, os vícios emocionais têm o mesmo efeito chave-fechadura que os vícios químicos como álcool ou entorpecentes.

A verdade é que todos nós, invariavelmente, passamos por experiências ruins, umas pessoas mais e outras pessoas menos. E, em todas essas experiências, a nossa criança associa um sentimento e um significado. Talvez você tenha se sentido desamado, abandonado, injustiçado, humilhado, comparado, traído, desonrado, desrespeitado, rejeitado. A rejeição é a porta de entrada para o orgulho. E a ofensa é uma fonte de manifestação do orgulho. Entendeu como funciona?

TRAZENDO CONSCIÊNCIA

E agora, com muita verdade e humildade, o que o ofende? O que faz você se sentir como aquela criança, revivendo os mesmos sentimentos do passado? Quanto mais lucidez tiver sobre seus gatilhos de ofensas, mais será capaz de não ser dominado por eles.

Como nos livramos da ofensa? O antídoto sempre será o perdão. Todos os nossos problemas vêm de um estado de falta de perdão.

> Escreva quais sentimentos você mais viveu na sua infância e cujas dores hoje, na sua vida adulta, você se vê repetindo em certas situações e com algumas pessoas.
>
> ....
> ....
> ....
> ....
> ....
> ....
> ....
> ....

CUIDADO COM A OFENSA

Quem você sabe que precisa perdoar e até hoje não conseguiu de verdade? Escreva o nome dessas pessoas.

PLENITUDE

PARA OUVIR DURANTE A REFLEXÃO

Aponte agora seu celular para o QR Code ao lado ou então acesse o link que deixarei a seguir. Essa foi a música que escolhi para que você inicie suas orações louvando ao Pai e entrando em comunhão com o Espírito Santo.

"PRECISO DE TI" – DIANTE DO TRONO
http://febra.site/plenitudeplaylist

ORAÇÃO

EU ORO AGORA AO DEUS DE ABRAÃO, DEUS DE ISAQUE E DEUS DE JACÓ. PAI DE TODA A ETERNIDADE, SÓ TU ÉS DEUS, SÓ TU ÉS DIGNO DE ADORAÇÃO. OS CÉUS E A TERRA PROCLAMAM TUA GLÓRIA. SENHOR, EU TE AGRADEÇO POR MAIS UM DIA DE VIDA E POR TER ACESSO À TUA PALAVRA QUE CURA E QUE SALVA. EU TE PEÇO HOJE ENTENDIMENTO E DISCERNIMENTO SOBRE MINHAS EMOÇÕES. ARRANCA DO MEU CORAÇÃO, SENHOR, TODAS AS RAÍZES DE AMARGURA QUE EXISTEM. QUE TODA OFENSA QUE EU GUARDO EM MEU CORAÇÃO, DE MODO CONSCIENTE OU INCONSCIENTE, SEJA AGORA ELIMINADA, EM NOME DE JESUS. EU DECIDO, PAI, TER UM CORAÇÃO CHEIO DE AMOR, QUE MEU OLHAR PARA TODAS AS PESSOAS SEJA DE MISERICÓRDIA, AMOR, E NÃO DE JULGAMENTO, RANCOR OU OFENSA. QUE MEUS OLHOS SEJAM BONS E QUE TODA A MINHA VIDA TENHA LUZ. EU DECLARO PARA O CÉU OUVIR, PARA A TERRA OUVIR E PARA O INFERNO OUVIR QUE NÃO EXISTE EM MIM MAIS FALTA DE PERDÃO, E QUE POR ISSO EU SOU LIVRE PARA SER FELIZ E VIVER A VIDA QUE CRISTO ME ENSINOU A VIVER. EU TE PEÇO ISSO E JÁ TE AGRADEÇO, EM NOME DE JESUS.

ORAÇÃO PESSOAL

Com o coração aberto e tranquilo, ajoelhe-se e fale com Deus. Em suas próprias palavras, fale de seus medos, suas esperanças e suas novas atitudes para que a promessa se cumpra em sua vida. A sinceridade com o Pai é essencial neste momento.

dia 18

Eu era cego e agora vejo

> Ele respondeu: 'Não sei se ele é pecador ou não. Uma coisa eu sei: eu era cego e agora vejo!'"
> **(JOÃO 9:25)**

A Bíblia conta, na passagem citada no início do capítulo, que um cego de nascença foi achado por Jesus. Não foi o cego que, ao saber que Jesus estava passando, clamou por seu milagre como fizeram tantos outros enfermos.

Quando medito sobre essa palavra, eu me recordo quantos anos andei *cega*. Eu nem sequer via a presença de Jesus na minha vida. Estava tão cega sobre mim mesma, tão cega sobre minhas enfermidades da alma, sobre meus pecados e desvios de caráter, que nem enxergava a necessidade de clamar por um milagre. Mas existe um detalhe importante na minha história que eu preciso que você saiba: eu estava cega sobre quem eu vinha sendo dentro da igreja. Já tinha vinte anos que eu havia aceitado a Jesus como meu Senhor e Salvador. Eu servia na igreja, no ministério de casais, era dizimista e ajudava no projeto social da igreja. Mesmo assim, eu era cega. Como o cego de nascença, não era capaz de enxergar a mim mesma e muito menos as consequências dos meus erros na minha vida e na vida das pessoas que eu amava.

"Camila, e de onde veio essa cegueira?", você talvez pergunte. Do orgulho!

O orgulho me fez viver uma vida de máscaras. Eu criei uma personagem como a da *mulher-maravilha*, uma mulher perfeita aos olhos de quase todos.

Uma mulher que fazia tudo, teoricamente, muito bem-feito, para atrair palavras de validação e olhares de admiração. Porém, uma mulher que fazia as coisas certas pelo motivo errado e que também fazia algumas coisas erradas quando ninguém via. Por ter uma identidade distorcida sobre meu valor, eu agia sempre com o único propósito de buscar aprovação e assim me sentir amada e valorizada.

Eu era cega sobre meu valor. Acreditava que eu só seria amada e aceita se atendesse às expectativas do mundo. E, por ser cega em relação a quem de fato Deus me fez para ser, eu vesti a *fantasia da perfeição*, ou melhor, da falsa perfeição. E foi essa fantasia que aumentou minha cegueira, pois, para sustentar a imagem da mulher quase perfeita, passei a negar, e até a não enxergar, os meus erros. Da mesma maneira que um cego não vê, eu também não via. Não enxergava nada que pudesse manchar a imagem que levei a vida inteira construindo sobre mim mesma. O orgulho cegou meu entendimento sobre mim, impedindo-me durante muitos anos de reconhecer tudo que precisava de transformação e cura. Eu vivia como o cego de nascença que estava ao lado do Mestre, mas não O enxergava. E, assim como foi com o cego de nascença, precisei que Jesus me visse e *colocasse cuspe com terra sobre os meus olhos* para que eles pudessem ser abertos e eu pudesse enxergar quem eu vinha sendo e ser curada. Pude olhar para quem eu vinha sendo e reconhecer tudo que precisava do toque do Pai para ser transformado. E a base dessa transformação foi a minha identidade, a transformação do meu valor pessoal. Não porque eu seja especial, pois não sou, sou uma pecadora, mas pelo que o Pai, por intermédio de Cristo na cruz, diz sobre mim. Minha identidade de filha amada foi restaurada.

Veja em João 9:7 que Jesus, depois de colocar a lama nos olhos do cego de nascença, lhe deu uma ordem, um comando para que ele fosse curado. Jesus mandou que, com lama nos olhos, ele caminhasse até o tanque de Siloé para lavar-se. E, lavando-se, ele foi curado e pôde ver, e depois de ver, glorificou a Deus. E assim Deus fez na minha vida também. Eu estava com lama nos olhos, ainda sem ver nada da verdade sobre mim, e Jesus usou uma mulher de Deus para me dar uma ordem, como já contei aqui, a ordem de humilhar-me.

Para obedecer à ordem que Jesus lhe dera, o cego precisou se mover até o tanque. Para eu obedecer à ordem que eu havia recebido, também precisei me mover. Precisei agir! Entrei em uma busca profunda por cura e libertação espiritual, por cura das minhas emoções e por entender os prejuízos que o orgulho tinha produzido no meu caráter e na minha vida. E, à medida que eu me movia nessa busca, à medida que eu me entregava aos processos de trazer verdade e luz sobre mim, ia sendo treinada a moer o orgulho que me cegava, via as escamas caindo dos meus olhos. Eu via caírem as máscaras que eu usei ao longo da vida para me defender de novas dores e mostrar para as outras pessoas quem que eu queria convencer que eu era. E o mais lindo é que, à medida que as escamas e máscaras saíam de mim, eu ia aprendendo a enxergar uma nova Camila. Eu ia me conectando com uma nova mulher. Uma mulher muito mais vulnerável, muito mais de verdade. Uma mulher que erra, que chora, que se arrepende, que pede perdão, que busca ajuda e, principalmente, que se conectou de verdade com Deus e O convidou para mudar tudo em sua vida. A cada dia que permaneço na obediência dessa ordem que me foi dada, eu me transformo mais e mais na mulher que acredito que Deus me fez para ser. Sei que essa precisa ser a minha busca diária, mas posso garantir que vale a pena, pois o milagre que experimentei de me *ver* de verdade, de conhecer a verdadeira Camila, valeu toda dor no processo de cura.

Veja, na palavra, que o cego de nascença era conhecido como aquele homem que vivia mendigando. Enquanto nossos olhos não enxergarem quem de fato Deus nos fez para ser, nós viveremos como mendigos. Mendigando aprovação, amor, atenção, cuidado, elogios, reconhecimento, entre muitas outras formas de paliativos para suprir as nossas fraturas emocionais porque ainda não sabemos quem somos para Cristo e quem Ele nos fez para ser.

O orgulho me cegou, me fez viver como uma mendiga da vida, mesmo sendo, aos olhos do mundo, uma mulher feliz e muito bem-sucedida em quase todas as áreas da vida. Só quando me movi (agi) sob o comando do *humilha-te*, meus olhos começaram a se abrir, e eu pude ver tudo que existia de errado em mim. Só assim tive a chance de me arrepender e começar a construir uma nova história com Jesus.

 TRAZENDO CONSCIÊNCIA

E você? O que na sua vida precisa da lama de Jesus para que seus olhos sejam abertos e você possa enxergar? O que o orgulho o tem impedido de reconhecer nos seus comportamentos e que, por não *ver*, não se arrepende e não muda? O que a cegueira tem feito você viver? Em que áreas da sua vida, por não saber seu valor e não ter se arrependido dos seus erros, você ainda vive mendigando? Basta olhar para as áreas em que hoje enfrenta alguma dificuldade para saber onde o orgulho o tem cegado e impedido de mudar.

Dedique um tempo meditando sobre essas perguntas. Elas podem ser a chave de que precisa para abrir a porta de um novo tempo na sua história. Um tempo de cura, verdade, milagre e conexão com quem Deus o fez para ser.

PLENITUDE

Escreva nas linhas a seguir tudo que na sua vida precisa do toque de Jesus para que você possa enxergar a necessidade de mudança e, assim, ser transformado.

EU ERA CEGO E AGORA VEJO

PARA OUVIR DURANTE A REFLEXÃO

Aponte agora seu celular para o QR Code ao lado ou então acesse o link que deixarei a seguir. Essa foi a música que escolhi para que você inicie suas orações louvando ao Pai e entrando em comunhão com o Espírito Santo.

"ELE É EXALTADO" – LUKAS AGUSTINHO
http://febra.site/plenitudeplaylist

ORAÇÃO

PAI, NOSSO DEUS TODO-PODEROSO, ESTOU HOJE AQUI CLAMANDO PELO TEU TOQUE NA MINHA ALMA. VEM, SENHOR, COMO TU FIZESTE COM O CEGO DE NASCENÇA E ABRE MEUS OLHOS, DÁ-ME ENTENDIMENTO SOBRE O QUE PRECISA DE CURA EM MIM PARA QUE A MINHA VIDA SEJA TRANSFORMADA. MOSTRA-ME, SENHOR, TUDO QUE HOJE TE DESAGRADA E QUE ME IMPEDE DE ACESSAR A VIDA DE ABUNDÂNCIA QUE TU TENS PARA MIM. EU TE PEÇO PERDÃO, DEUS, POR TODO O ORGULHO QUE AINDA EXISTE NO MEU CORAÇÃO E POR TODO O MAL QUE TENHO FEITO PARA MIM E PARA AS PESSOAS QUE AMO POR CAUSA DO ORGULHO. ENSINA-ME, SENHOR, A ME HUMILHAR DIANTE DE TI TODOS OS DIAS E DERRAMA SOBRE MIM A GRAÇA DE HUMILDADE PARA QUE EU E A MINHA VIDA TE AGRADEM. EU TE AMO, JESUS, EU TE AMO, DEUS, E EU TE AMO E PRECISO DE TI, ESPÍRITO SANTO.

ORAÇÃO PESSOAL

Com o coração aberto e tranquilo, ajoelhe-se e fale com Deus. Em suas próprias palavras, fale de seus medos, suas esperanças e suas novas atitudes para que a promessa se cumpra em sua vida. A sinceridade com o Pai é essencial neste momento.

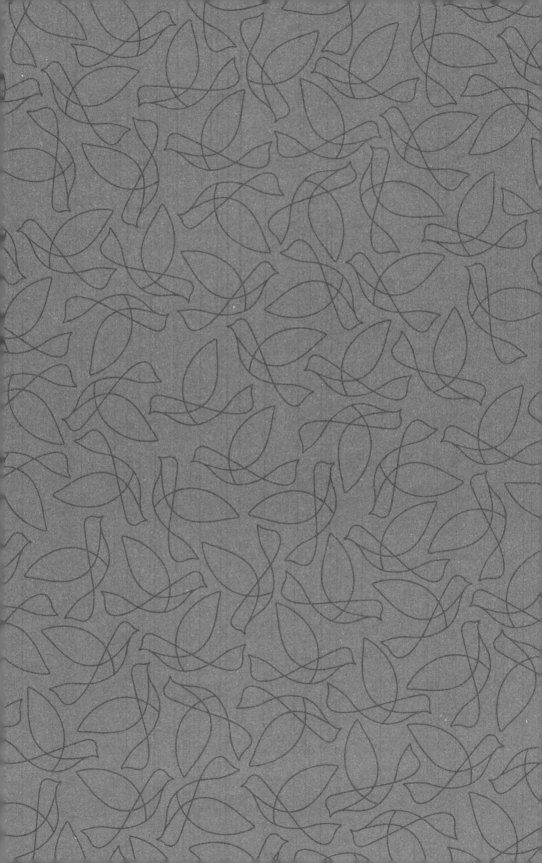

PLENITUDE NA HUMILDADE

dia 19

O que é humildade e o que não é humildade

Os vinte e quatro anciãos se prostram diante daquele que está assentado no trono e adoram aquele que vive para todo o sempre. Eles lançam suas coroas diante do trono, dizem:
'Tu, Senhor e Deus nosso, és digno de receber a glória, a honra e o poder, porque criaste todas as coisas, e por tua vontade elas existem e foram criadas'."
(APOCALIPSE 4:10-11)

É muito comum encontrarmos pessoas que se consideram muito humildes em seus atos e pensamentos. Pessoas que, por tratarem ao próximo de modo gentil, por não fazerem distinção entre pessoas de diferente nível social ou econômico do seu ou por falarem de maneira mansa e paciente com todos, se autoanalisam e pensam consigo: *Eu sou humilde*. Venho aqui dizer que esses comportamentos não necessariamente são manifestação de humildade. Eles podem ser apenas educação, generosidade e capacidade de respeitar o próximo.

PLENITUDE

Esses comportamentos não asseguram que a humildade está no controle das suas decisões e dos seus comportamentos.

Li um livro que marcou profundamente meu entendimento sobre o que é humildade e não tenho como trazer este tema ao devocional sem citá-lo algumas vezes. O nome do livro é *Humildade, a beleza da santidade*, e foi escrito por volta de 1880 pelo pastor Andrew Murray. E ele começa definindo humildade como "o senso do completo nada-ser que vem quando vemos como Deus é verdadeiramente tudo, e no qual damos caminho a Deus para ser tudo".

Esse *nada-ser* vai na contramão do que o mundo nos ensina desde muito cedo. Tudo bem que já sabemos que o mundo jaz no maligno e que os valores e padrões do mundo agradam as trevas e não a Deus, mas esse nada-ser não tem sido pregado na intensidade devida nem mesmo nas igrejas, e muito menos dentro dos lares de famílias que conhecem Jesus – nem, por que não dizer, na minha casa e na sua.

Existe algo em nós chamado *ego*, e é ele que tenta comandar todas as nossas decisões. É o ego que se ofende, é o ego que precisa se explicar para mostrar para todos que seu erro não foi tão grande. O ego nos faz mentir para esconder falhas, nos faz chamar atenção para nossos feitos. O ego nos faz pensar que somos muito inteligentes, muito sábios, muito competentes, muito capazes, muito independentes. É o ego que diz ao seu ouvido como você merece ser tratado. Ele é a máquina produtora das manifestações de falta de humildade, ou melhor, de orgulho. O ego nos faz esquecer que somos pecadores e dependentes de Jesus todos os dias. É ele que nos faz tentar viver uma vida apenas de realização das nossas necessidades e projetos pessoais, esquecendo que *nada* somos.

Sinceramente, o que você sente quando eu lhe digo que *não é nada*?

Você se sente mal, não é mesmo? Pois é. Mas só quando vivermos com a convicção de que não somos nada começaremos a esvaziar o nosso ego para que exista espaço em nós para nos enchermos de Deus.

Mas, Camila, eu preciso esvaziar meu ego de quê?

Precisamos esvaziar nosso ego dos pensamentos e diálogos que falam apenas sobre meus dons, minhas habilidades, meus talentos, minha carreira, meu dinheiro, meus títulos, minhas conquistas e, até mesmo, meus fracassos. Meus fracassos? Sim, *pois muitas vezes nossos fracassos têm sido exibidos como um troféu para atrair olhares de misericórdia para si (vitimização)*. Tudo se trata de ego.

É ele também que gerencia as ofensas no nosso coração. É ele que constrói o diálogo interno e os sentimentos de que somos injustiçados, não reconhecidos, não valorizados e humilhados, sempre nos dizendo coisas como "eu não mereço isso", "cadê os meus direitos?" etc.

No livro, Andrew Murray diz que o ego não tem nada de bom em si mesmo, exceto como um recipiente vazio que Deus tem que preencher, e que *nosso dever*

O QUE É HUMILDADE E O QUE NÃO É HUMILDADE

como cristãos e filhos de Deus que somos é nos colocarmos nesse lugar de entendimento de que nada somos ou temos por nós mesmos e que devemos, por intermédio de Deus em nós, ter uma vida que manifesta a sabedoria, o poder e a bondade Dele. E isso só é possível em nós quando decidimos nos humilhar diante de Deus e dos homens, esvaziando o ego e buscando todos os dias a graça da humildade que nos permite nos parecermos com Cristo, obedecendo ao que Ele mesmo ordenou.

TRAZENDO CONSCIÊNCIA

Eu não sei você, mas, quando tive esse entendimento pela primeira vez e parei *com coragem, verdade e humildade* para olhar tudo que meu ego já tinha me feito fazer nesta vida e tudo que ele ainda soprava no meu ouvido, produzindo em mim altivez, independência, incredulidade, desobediência e me fazendo pecar, senti muita dor no coração por perceber que, mesmo com todo meu esforço diário ao longo de anos para dominar o orgulho que me dominava, eu ainda estava longe de ser um vaso limpo e vazio onde só a sabedoria, o poder e a bondade de Deus se manifestavam. E essa consciência tem me feito mergulhar mais e mais profundamente nesse tema, identificando tudo de que ainda preciso me arrepender e como devo me humilhar diante de Deus e dos homens.

E você? Que nova consciência a leitura do devocional de hoje lhe trouxe? O que seu ego tem dito sobre si mesmo e sobre as outras pessoas? Você hoje tem uma vida em que só manifesta a sabedoria, o poder e a bondade do Pai ou, assim como eu, ainda tem muito de que se esvaziar?

Registre no espaço a seguir tudo que ardeu no seu coração hoje com esta mensagem.

....
....
....
....
....
....
....

PLENITUDE

PARA OUVIR DURANTE A REFLEXÃO

Aponte agora seu celular para o QR Code ao lado ou então acesse o link que deixarei a seguir. Essa foi a música que escolhi para que você inicie suas orações louvando ao Pai e entrando em comunhão com o Espírito Santo.

"CORAÇÃO IGUAL AO TEU" – DIANTE DO TRONO
http://febra.site/plenitudeplaylist

ORAÇÃO

MEU SENHOR E PAI, HOJE EU ABRO MEU CORAÇÃO PARA TE AGRADECER POR TERES ABERTO MEUS OLHOS PARA EU CONHECER A VERDADE SOBRE A HUMILDADE E SOBRE O PODER DESTRUIDOR DO EGO NA MINHA VIDA. EU HOJE DECIDI INICIAR UM PROCESSO DE ME ESVAZIAR DE TODO ORGULHO QUE EXISTE EM MIM E QUERO TE PEDIR PERDÃO POR TODAS AS VEZES QUE ALIMENTEI DIÁLOGOS DENTRO DE MIM EM QUE ME CONSIDEREI ALGUÉM SUFICIENTE EM MIM MESMO E INDEPENDENTE DO SENHOR, DIÁLOGOS QUE NÃO ME DEIXARAM ENXERGAR O QUANTO SOU PEQUENO E O QUANTO EU PRECISO DE TI. PAI, EU CLAMO HOJE PELA TUA GRAÇA E PELO TEU AMOR SOBRE MIM PARA QUE TODOS OS DIAS DA MINHA VIDA EU POSSA LEMBRAR QUE EU NÃO SOU NADA SEM TI E QUE TUDO DE QUE PRECISO NA MINHA VIDA É TE AGRADAR. EU TE AMO E JÁ TE AGRADEÇO PELO TEU AGIR E PELA NOVA HISTÓRIA DE UMA VIDA DE HUMILDADE QUE EU VOU CONSTRUIR PARA GLORIFICAR O TEU NOME ENQUANTO EU VIVER.

ORAÇÃO PESSOAL

Permita que esta oração pessoal reflita sua jornada em direção a um coração mais humilde, na direção daquilo que o Pai lhe reserva. Dedique um tempo e permita que sua história transpareça de verdade em suas palavras.

Humildade como estilo de vida: treine até se tornar

E disse: 'Eu lhes asseguro que, a não ser que vocês se convertam e se tornem como crianças, jamais entrarão no Reino dos céus. Portanto, quem se faz humilde como esta criança, este é o maior no Reino dos céus'."
(MATEUS 18:3-4)

Na passagem do livro de Mateus que abre este capítulo, os discípulos, ainda com o ego comandando seus comportamentos, conversam entre si e perguntam qual deles seria o maior no Reino dos Céus; Jesus responde dizendo que o maior será *o que for humilde como uma criança*. Quando li essa passagem, eu me perguntei: mas como age uma criança? O que Jesus estava querendo dizer quando afirmou que precisamos ser assim? E rapidamente me veio à mente que as crianças, principalmente as menores, são *puras e sinceras*. A criança não se guia por segundas intenções; ela é *verdadeira*, fala a verdade mesmo que isso lhe traga algum prejuízo. Outro aspecto de uma criança é ser *dependente*, saber que precisa de cuidados e orientação. Ela *confia e descansa* sabendo que tem alguém forte o suficiente e que a ama mais que todas as coisas, alguém que está cuidando de tudo. Uma criança *escuta ordens* e, por mais que algumas vezes as questione, ela no final *obedece*.

Então, uma criança tem como características a dependência, a verdade, a pureza, a subordinação à autoridade dos pais, a confiança e a obediência. Todos esses comportamentos só existem em um adulto que conseguiu dominar seu ego e vive uma vida guiada pela humildade. Só uma pessoa humilde consegue ser 100% verdadeira consigo mesma e com as demais, tendo clareza da sua humanidade e dos seus pecados, confessando e se arrependendo. Só os humildes se arrependem e mudam de verdade. Só quando nos tornarmos humildes como uma criança saberemos viver de maneira subordinada à direção de Deus, mesmo que isso vá contra nossos desejos pessoais, experimentando assim a verdadeira dependência e confiança Naquele que nos amou primeiro.

Só um coração de criança se esvazia das suas convicções e verdades e entende que não é nada nem ninguém sem que esteja cheio do Espírito Santo de Deus.

Dentro dos nossos treinamentos da Febracis, o Paulo ensina que devemos praticar todos os novos comportamentos que queremos ter na vida até nos tornarmos essa nova versão de nós mesmos. Até mudarmos. Ele diz que devemos *treinar até nos tornarmos*. E para a humildade também existe treino. Mesmo que seu coração ainda não seja como o de uma criança, mesmo que seu ego ainda grite ao seu ouvido e que seja difícil agir com humildade nas diversas situações no dia a dia, existem comportamentos simples de humildade que pode colocar em prática enquanto se torna humilde. Você segue praticando, mesmo sem sentir, mesmo sem ter vontade, algumas vezes sem acreditar no que está fazendo, mas, à medida que pratica atos de humildade, treina sua mente e seu coração. Sabe por que isso acontece? Porque à medida que, mesmo sem ter vontade, vence o ego e age com humildade, mói o orgulho que ainda existe em você, um pouquinho a cada dia, diminuindo a ação dele na sua vida.

TRAZENDO CONSCIÊNCIA

Camila, como posso treinar a humildade até me tornar humilde? Podemos começar esse treino pelas simples coisas do nosso dia a dia. Veja a seguir cinco regras de ouro para treinar nossa humildade.

1. Peça sempre *por favor*, independentemente do que está pedindo e para quem.

2. Diga sempre *obrigado*. Olhe nos olhos e seja *grato* pelo que as pessoas fazem a você, pelas pequenas e pelas grandes coisas.
3. Peça *ajuda* sempre que precisar. Diga: "Eu não sei, eu não consigo". Demonstre vulnerabilidade reconhecendo que, em algumas situações, você não sabe o suficiente ou não consegue sozinho e precisa que outra pessoa segure na sua mão e o ajude.
4. Peça *perdão* sempre que errar. Olhe nos olhos e peça perdão de maneira específica, deixando claro que reconhece o erro que cometeu e se arrepende dele.
5. Fale a *verdade*. Em Mateus 5:37, Jesus nos adverte dizendo: "*Seja o seu 'sim', 'sim', e o seu 'não', 'não'; o que passar disso vem do Maligno*". O falar a verdade, somente a verdade mesmo que essa verdade gere algum tipo de constrangimento ou dor, é um exercício de humildade e nos faz neutralizar a ação do mal do orgulho. A mentira é do diabo. Se nos lembrarmos disso, saberemos com quem estamos andando de mãos dadas quando mentimos. Ah, importante lembrar que exagero é mentira, que omissão é mentira, e que sofisma e manipulação também são mentiras.

E assim, à medida que treinamos comportamentos de humildade e buscamos um relacionamento mais próximo com Deus, vamos nos esvaziando do ego e nos enchendo de Cristo de modo que possamos nos tornar como uma criança.

Entendendo que ainda existe em mim e em você um caminho a ser percorrido para transformar seu coração egoico em um coração humilde e olhando para sua vida até aqui, quais dos cinco comportamentos sugeridos para o treino diário de humildade lhe parecem ser mais difíceis de colocar em prática? E por que fazer isso o incomoda? Anote a seguir o comportamento e a solução para implementá-lo.

COMPORTAMENTO: ....
Como vou treinar para mudá-lo:

....
....

PLENITUDE

....
....
....
....

COMPORTAMENTO: ....
Como vou treinar para mudá-lo:

....
....
....
....
....

COMPORTAMENTO: ....
Como vou treinar para mudá-lo:

....
....
....
....
....

Quanto mais consciência você tiver do que o tem impedido de ser humilde, mais conseguirá colocar no seu estilo de vida as demonstrações práticas de humildade. Existe muito mais poder na sua decisão de agradar a Deus do que no seu ego. Agora é só decidir por esse estilo de vida, treinando até se tornar!

PARA OUVIR DURANTE A REFLEXÃO

Aponte agora seu celular para o QR Code ao lado ou então acesse o link que deixarei a seguir. Essa foi a música que escolhi para que você inicie suas orações louvando ao Pai e entrando em comunhão com o Espírito Santo.

"QUE ELE CRESÇA" – DEIGMA MARQUES, DAVID QUINLAN
http://febra.site/plenitudeplaylist

ORAÇÃO

MEU SENHOR E PAI, EU HOJE RECONHEÇO DIANTE DE TI TODA A ALTIVEZ QUE EXISTE NA MINHA ALMA E CLAMO QUE TU ME SUSTENTES NA JORNADA DE TREINAR MEU CORAÇÃO E MINHA MENTE A TE AGRADAREM. PEÇO-TE PERSISTÊNCIA PARA NÃO DESISTIR NO MEIO DAS DIFICULDADES EM BUSCAR SANTIDADE E HUMILDADE PARA MINHA VIDA. DECIDO HOJE DEIXAR CLARO, TODOS OS DIAS, POR MEIO DOS MEUS COMPORTAMENTOS, QUE SOMENTE TU ÉS O MEU REI E O ÚNICO DEUS, E EU ME ARREPENDO POR TODAS AS VEZES QUE ESCOLHI AGRADAR AO DIABO COM MINHAS ATITUDES, E NÃO A TI. PERDÃO, SENHOR. EU TE AMO E QUERO VIVER UMA VIDA QUE TE AGRADE E QUE GLORIFIQUE O TEU NOME.

ORAÇÃO PESSOAL

Permita que esta oração pessoal reflita sua jornada em direção a um coração mais humilde, na direção daquilo que o Pai lhe reserva. Dedique um tempo e permita que sua história transpareça de verdade em suas palavras.

dia 21

Permita-se ser afiado

 Assim como o ferro afia o ferro, o homem afia o seu companheiro."
(PROVÉRBIOS 27:17)

Não existe lugar onde nossa humildade seja mais testada do que nos relacionamentos. É em nossas conexões com outras pessoas que tudo que há de melhor em nós aparece, mas também nosso lado mais escuro e desprezível vem à tona. Quanto mais intimidade, quanto mais tempo de convivência, maiores os desafios, porque são exatamente essas pessoas que nos enxergam como de verdade temos sido. São elas que percebem nossos piores comportamentos e que, pela liberdade conquistada por meio da intimidade, conseguem nos falar onde e em que estamos errando. O problema é que a última coisa que queremos são esses olhares verdadeiros e críticos trazendo luz às trevas em nós. Esses holofotes destroem muitas vezes as máscaras da humildade, da santidade, da generosidade, da espiritualidade, da bondade e da perfeição que alguns de nós usam para viver e se sentir amados, aceitos e importantes.

Levei muito tempo para compreender que meu esposo era um presente de Deus na minha vida. Por intermédio dele, tive a oportunidade de reconhecer em mim comportamentos inadequados que não agradavam a Deus e buscar ajuda para viver uma profunda transformação no meu caráter. Ele foi o ferro escolhido por Deus para afiar a minha vida. Graças à verdade e ao amor dele, hoje posso ser uma mulher muito mais parecida com o plano original de Deus para minha vida. Mas quero deixar claro que esse processo de afiar não foi simples nem rápido. No início, como eu era completamente cega em relação a meu orgulho e às consequências dele nos meus comportamentos, me irritava profundamente todas as vezes que recebia algum tipo de feedback do Paulo, e minha reação sempre variava entre *vitimização* e *confusão*. Às vezes, eu chorava e dizia para mim mesma: "Camila, você se casou com a sua mãe! Não adianta você ser a melhor esposa do mundo (olha o tamanho da minha arrogância), ele nunca vai reconhecer... ele é viciado em insatisfação". E outras horas eu reclamava, discutia, negava meus erros e só parava de falar quando ele dizia: "Ok, cansei de tentar convencê-la. Você está sempre certa". E essa minha postura só aumentava meus problemas, fazendo-me cada dia mais orgulhosa e inconsciente de tudo que precisava de transformação no meu coração e no meu caráter.

Para você entender como funcionam nossas emoções, sempre que o ego está no comando da nossa vida, quando uma outra pessoa nos confronta com a verdade, ou pelo menos com o que é verdade para ela sobre nós, nossa reação inicial tende a ser de *resistência* – e o nome que dou a essa resistência é *ofensa*. Eu me ofendo, pois me sinto julgada e injustiçada. E o diálogo interno diz: "Como essa pessoa que eu amo tanto, a quem eu sirvo tanto, a quem eu me dedico tanto, de quem eu cuido e que ajudo tanto pode dizer isso ao meu respeito? Ela está errada!". E, nesse momento, a ofensa traz mais dois elementos, *a negação e a invalidação da opinião do outro*. E, como neguei e invalidei tudo o que ouvi sobre meus erros, dei para o meu cérebro um comando de que estou 100% certa e que não preciso de nenhuma mudança. Bingo! Mais uma vez, o mal que existe em mim vence e me impede de obedecer a Deus, que me mandou ser humilde e mansa como Jesus. Esse mal me roubou a possibilidade de refletir sobre o feedback, ver o quanto de verdade existe nele para eu poder aprender e mudar. Mesmo que apenas 1% da crítica tenha fundamento, ela pode produzir crescimento na minha vida.

TRAZENDO CONSCIÊNCIA

Vou contar uma história que aconteceu há pouco tempo comigo em Orlando, nos Estados Unidos. Eu estava na cozinha da casa com mais dois casais de amigos. As mulheres preparavam algo para comer e os homens conversavam na bancada. E, em determinado momento, o Paulo, de maneira forte e direta, me deu um comando, algo que ele queria que eu fizesse, deixando claro também o modo como ele queria que eu fizesse. Todas as pessoas que estavam lá ouviram. Eu só olhei para ele e disse: "Ok, eu farei assim".

PLENITUDE

Passados dois dias, encontramos novamente esses casais de amigos, e uma das esposas veio chorando emocionada dizendo que aquele dia na cozinha eu tinha tocado a alma dela e que, pela primeira vez na vida, ela viu que podia ser submissa ao esposo sem isso lhe parecer ruim. Ela disse que meu olhar de paz e amor para o Paulo naquele dia, após ouvi-lo, tinha mostrado a ela que é possível, sim, receber uma ordem do marido sem se ofender, sem se revoltar e sem gerar uma confusão em casa. Confesso que nem me lembrava mais do momento na cozinha ao qual ela se referia, mas, no meu coração, celebrei! Afinal, se ela conseguiu ver no meu olhar alguma humildade e paz, significa que a jornada está funcionando e que tenho me tornado a cada dia uma mulher mais sábia, mais mansa e mais humilde. Não estou dizendo que sempre é assim, pois ainda existem em mim orgulho e vícios emocionais. Mas a consciência de que a humildade é o único caminho para agradar a Deus me mantém decidida a cada dia mais vencer a ofensa e esvaziar meu ego.

Só quero finalizar esta reflexão dizendo que, se aquela esposa, minha amiga de Orlando, conseguiu ver em mim docilidade e humildade, *você também pode ser transformado*, pois só eu sei o tamanho da ofensa que a velha Camila sentiria diante de uma ordem pública ou repreensão do Paulo. Deus seja louvado por meu marido na minha vida e por ele, mesmo com todos os meus erros, nunca ter desistido do seu papel de me aprimorar como ser humano e como esposa.

E você? Quem tem sido a pessoa que é o grande presente de Deus, a isca usada pelo Senhor para afiar sua vida? Escreva o nome dessa pessoa ou, quem sabe, das pessoas que desempenham o papel de colocar luz e verdade e de trazer consciência aos seus comportamentos.

....
....
....
....
....
....

136

PERMITA-SE SER AFIADO

Agora que você já sabe que essas pessoas não são seus maiores perseguidores, nem seus inimigos, mas, sim, seus anjos da guarda, o próximo passo é, com verdade e humildade, refletir sobre como tem reagido diante dos comentários, das críticas e dos feedbacks. Provérbios 15:14 fala: "*O coração que sabe discernir busca o conhecimento, mas a boca dos tolos alimenta-se de insensatez*". E aí? Você tem reagido como sábio, recebendo bem a luz e a verdade colocada sobre você e se perguntando o que pode aprender com isso? Ou será que tem sido o tolo que se ofende, que nega, que, se preciso for, até mente para sustentar sua imagem ou justificar suas falhas? Pense sobre isso.

Que tal escrever hoje uma carta de gratidão para essa(s) pessoa(s) cujo nome citou por ser instrumento de Deus para refinar o ouro que existe em você? Depois conte-me no *direct* do meu Instagram como foi essa experiência poderosa de dar um novo significado para seu relacionamento. Já quero ler seu depoimento.

PLENITUDE

PARA OUVIR DURANTE A REFLEXÃO

Aponte agora seu celular para o QR Code ao lado ou então acesse o link que deixarei a seguir. Essa foi a música que escolhi para que você inicie suas orações louvando ao Pai e entrando em comunhão com o Espírito Santo.

"MAIS QUE UMA VOZ" – PAULO CESAR BARUK
http://febra.site/plenitudeplaylist

ORAÇÃO

MEU SENHOR E PAI, HOJE QUERO TE AGRADECER PELA MINHA VIDA, PELA TUA PALAVRA QUE NOS TRANSFORMA E QUE NOS APROXIMA DE TI. PAI, OBRIGADO PELO TEU PERDÃO E PELA TUA MISERICÓRDIA QUE SE RENOVAM SOBRE A MINHA VIDA TODOS OS DIAS. OBRIGADO, SENHOR, POR NUNCA TERES DESISTIDO DE MIM APESAR DOS MEUS PECADOS, E POR TERES COLOCADO NA MINHA VIDA ESSAS PESSOAS QUE DESCREVI HÁ POUCO, QUE ME AMAM E QUE CONTRIBUEM COM A VERDADE PARA QUE EU VIVA, TODOS OS DIAS, UMA VIDA QUE TE AGRADA.

ORAÇÃO PESSOAL

Permita que esta oração pessoal reflita sua jornada em direção a um coração mais humilde, na direção daquilo que o Pai lhe reserva. Dedique um tempo e permita que sua história transpareça de verdade em suas palavras.

dia 22

A humildade é pré-requisito para viver a promessa

"O Senhor não demora em cumprir a sua promessa, como julgam alguns. Pelo contrário, ele é paciente com vocês, não querendo que ninguém pereça, mas que todos cheguem ao arrependimento."
(2 PEDRO 3:9)

Existe uma área da minha vida em que uma situação de dor e tristeza se arrasta há muito tempo e, alguns anos atrás, recebi uma promessa sobre essa situação, porém tenho que confessar que, por muitas vezes, deixei de crer nessa promessa diante das circunstâncias e do tempo de espera que parece não ter fim. Certo dia, eu estava conversando com Deus e disse para Ele que eu creio na Bíblia e, por isso, creio que nem um fio cai da minha cabeça que Ele não permita; que, se ainda vivo essa situação, é porque Ele tem permitido; e que, se Ele permite, é porque é para o meu bem e minha transformação, já que Sua palavra também diz que todas as coisas cooperam para o meu bem. Certamente eu não estou pronta, ainda falta algo em mim para acessar minha promessa. Nessa mesma conversa com Deus, clamei que Ele me revelasse o que em mim está adiando a promessa para que eu possa mudar. Poucas horas depois, recebo no celular um alerta do aplicativo da Bíblia que uso com esse versículo do início do capítulo, no qual Pedro diz que não recebi minha promessa ainda porque Deus é paciente comigo e está esperando que eu me arrependa verdadeiramente de todos os meus pecados. Não tive dúvida de que nessa passagem estava a resposta da minha conversa com Deus naquela manhã. Estou entendendo que eu ainda não me arrependi o bastante e não mudei o bastante e essa agora passou a ser minha prioridade absoluta. Tenho orado esses dias para que o Senhor coloque luz na minha mente e me traga à memória tudo pelo que falta eu me arrepender, que falta confessar diante Dele e, se necessário, diante de outras pessoas.

Quando recebi essa mensagem, primeiro veio o discernimento espiritual de que ela era uma resposta para mim e, logo depois, lembrei uma madrugada que passei acordada escrevendo, em um caderninho pequeno de capa vermelha, todos os meus erros e pecados que consegui lembrar naquela noite. Para cada um que escrevi, senti a dor física de arrependimento no meu coração e pedi perdão a Deus. Fiz esse ato de confissão e arrependimento do fundo da minha alma, com muita verdade e quebrantamento. Daquele dia em diante, sei que acessei outro nível de consciência sobre quem sou e sobre o quanto preciso do perdão e misericórdia de Deus todos os dias. E, principalmente, acessei um novo nível de humildade e de temor diante do Senhor pelos meus pecados. Depois daquela madrugada, passei a, sempre que erro, imediatamente, ou quase imediatamente, onde quer que eu esteja, fechar meus olhos, confessar meu erro e pedir perdão a Deus. Isso tem me ajudado a caminhar em busca de santidade todos os dias. Mas, pelo jeito, não está sendo suficiente. Deus está esperando mais verdade, mais humildade e mais santidade de mim.

Enquanto escrevo este devocional, sigo pedindo a Deus que Ele me traga à mente tudo, absolutamente tudo de que ainda não me arrependi e que está impedindo a transformação que falta acontecer em mim, no meu caráter e na minha relação com Ele. Pensando nisso, reservei na minha agenda um momento específico, um dia antes do meu aniversário, com duas pessoas muito importantes que me acompanham para que eu possa olhar nos olhos delas e confessar alguns dos meus maiores erros do passado e do presente. Farei isso como um passo de fé, crendo que, diante desse constrangimento e da verdade, meu ego será ainda mais diminuído e minha humildade, forjada. Certamente, em um próximo livro ou palestra, contarei como isso aconteceu e quais foram os frutos.

A HUMILDADE É PRÉ-REQUISITO PARA VIVER A PROMESSA

TRAZENDO CONSCIÊNCIA

E você? Também existe um desafio ou uma situação específica que, em alguns momentos, parece não ter fim ou não ter mais solução? Existem promessas na sua vida que, pela demora, você já duvida que vão se cumprir? Se sim, talvez as palavras de Pedro, no versículo citado anteriormente, também sejam para você. Por isso, convido-o hoje a conversar com Deus, pedindo a Ele que lhe traga clareza e entendimento do que ainda existe em você que precisa de arrependimento. Que você saiba que tudo hoje está funcionando como uma barreira para sua mais profunda transformação para que possa agir na direção dessas mudanças e caminhar rumo às promessas de Deus para todas as áreas da sua vida.

> Se, enquanto lia o texto de hoje, o Espírito Santo já lhe trouxe à memória alguns desses pecados ainda não confessados por você, por isso ainda sem arrependimento, escreva nas linhas a seguir que comportamentos errados foram esses. Lembre-se: a verdade e a humildade são o único caminho para a construção da santidade.
>
> ....
> ....
> ....
> ....
> ....
> ....
> ....
> ....
> ....
> ....

PARA OUVIR DURANTE A REFLEXÃO

Aponte agora seu celular para o QR Code ao lado ou então acesse o link que deixarei a seguir. Essa foi a música que escolhi para que você inicie suas orações louvando ao Pai e entrando em comunhão com o Espírito Santo.

"TUA GRAÇA ME BASTA" – DAVI SACER
http://febra.site/plenitudeplaylist

ORAÇÃO

PAI QUERIDO, NOSSO SENHOR TODO-PODEROSO, COMO SÃO MARAVILHOSAS AS TUAS OBRAS E COMO TU TENS SIDO FIEL COMIGO. SENHOR, PERDOA-ME TODAS AS VEZES QUE QUESTIONEI TEU AMOR POR MIM DIANTE DOS DESAFIOS DA VIDA, TIRANDO DE MIM A RESPONSABILIDADE DOS MEUS ATOS. TUA PALAVRA DIZ QUE TUDO QUE EU PLANTEI EU VOU COLHER, E HOJE ENTENDO QUE MEUS RESULTADOS BONS E RUINS EXISTEM PELAS PLANTAÇÕES BOAS E RUINS QUE FIZ AO LONGO DA VIDA. MUITO OBRIGADO, PAI, POR RESPONDER O MEU CLAMOR POR MEIO DA BÍBLIA E DAS PREGAÇÕES DO TEU POVO, E HOJE EU TE PEÇO QUE DERRAMES SOBRE MIM UM NOVO NÍVEL DE HUMILDADE, DE VERDADE E DE SANTIDADE PARA QUE EU POSSA VERDADEIRAMENTE ME ARREPENDER DE TODOS OS MEUS PECADOS E CONFESSÁ-LOS A TI E SEGUIR A MINHA VIDA SEM REPETI-LOS PARA QUE, ASSIM, EU POSSA TE AGRADAR E ACESSAR TEUS PLANOS PARA MINHA VIDA.

ORAÇÃO PESSOAL

Permita que esta oração pessoal reflita sua jornada em direção a um coração mais humilde, na direção daquilo que o Pai lhe reserva. Dedique um tempo e permita que sua história transpareça de verdade em suas palavras.

dia 23

Humilha-te!
Humilha-te!
Humilha-te!

> [...]Por isso diz a Escritura: 'Deus se opõe aos orgulhosos, mas concede graça aos humildes'. [...]Humilhem-se diante do Senhor e Ele os exaltará."
> (TIAGO 4:6,10)

Humilhem-se na presença de Deus. Por trás desse comando, existe um superpoder transformador tão poderoso que merece a nossa reflexão. Salmos 51:17 diz: "um coração quebrantado e contrito, ó Deus, não desprezarás". A primeira vez que ouvi isso, eu me perguntei: mas o que é um coração quebrantado? O que pensa, o que fala e o que sente alguém com um coração contrito e quebrantado diante de Deus? E foi experimentando isso que pude entender seu poder.

Descobri vivendo que existem três maneiras de nos humilharmos diante de Deus.

A primeira é pela dor. São as situações de grandes desafios, de medo, de grandes perdas e de muita dor na alma que nos ensinam a buscar refrigério, alívio e esperança na presença de Deus. Somos levados pela dor a curvar a cabeça, dobrar os joelhos em rendição e clamar por socorro, alívio, direção, esperança, cura e milagres do céu. Momentos de dor nos ensinam a olhar para nossa vida e analisar onde erramos e o que precisamos mudar para vencer algumas situações. É diante das ameaças que admitimos o quanto somos limitados, o quanto somos vulneráveis e o quanto precisamos aprender a confiar e descansar em Deus para sobreviver aos dias ruins. É nas maiores provas da vida que entendemos como não somos absolutamente nada além de pecadores e necessitados da misericórdia e do perdão do Pai todos os dias. A dor nos move ao arrependimento e à humilhação diante Daquele que vê todas as coisas, que sabe todas as coisas e que permite todas as coisas. E, se cremos na palavra de Deus, sabemos que toda dor é tratamento, toda dor é para forjar nosso caráter, para nos aproximar de Cristo e para quebrar nossa altivez; para ensinar a mim e a você a nos rendermos em adoração e dependência do Senhor clamando pelo Seu socorro, reconhecendo Seu senhorio e nossa pequenez.

O segundo caminho para o quebrantamento diante de Deus é a plena convicção de quem Ele é, do Seu senhorio sobre a nossa vida. É o mais profundo entendimento de que Ele é Pai, que também é Senhor, Deus todo-poderoso. Criador de todas as coisas, o Alpha e o Ômega, o princípio e o fim. Aquele que criou o mundo e o ser humano por meio da Sua palavra, por meio de Quem tudo passou a existir. É olhar para o mundo em volta e reconhecer o tamanho do Seu poder e da Sua majestade, saber que estão sob o comando Dele todas as coisas no universo, que toda a criação manifesta Sua glória, que Ele é o único digno de adoração, louvor e temor. O temor nos faz reconhecer a nossa insignificância como criatura e saber que tudo que há de virtuoso em nós vem Dele – e, da mesma maneira, saber que tudo que há de mau em nós desagrada ao nosso Senhor e produzirá frutos ruins na nossa vida. Sabendo que de Deus não se zomba, tudo que plantamos nós colhemos. É um quebrantamento sincero diante da maior autoridade que existe sobre mim e você. Um quebrantamento que produz em nós sabedoria e santidade e que nos faz reconhecer o quanto precisamos vigiar nossa vida para nos mantermos agradando ao nosso Senhor.

O terceiro caminho que nos leva ao quebrantamento na presença de Deus é o amor. Certo dia, você tomou a decisão de reconhecer Jesus como seu Senhor e Salvador, como filho do Deus vivo que Se fez homem e habitou no meio de homens para nos ensinar o caminho até o Pai. Que morreu na cruz para que, por meio do Seu sangue justo derramado, fôssemos redimidos e inseridos na *árvore da vida*. Seu sacrifício nos deu vida e vida eterna com Deus. Não tem como saber disso e não amar profundamente Deus, Jesus e o Espírito Santo. Não tem como conhecer a palavra de Deus e não encher o coração de amor e gratidão por Ele ter nos resgatado do inferno, ter nos adotado e, hoje, podermos ser chamados de filhos. Não tem como caminhar com Ele no nosso dia a dia, por meio do estudo da Bíblia, por meio dos louvores e da adoração sincera, e não sermos cheios do Espírito Santo de Deus, que inunda nossa alma de vida e de virtudes, que só podem vir Dele. Só o Espírito Santo em nós nos santifica e nos faz parecermos com Cristo, não tem outro caminho para agradarmos a Deus se não for sendo cheio do Seu Espírito Santo. É seu amor por Cristo e sua gratidão por Ele na cruz que fazem com que você, como ato de rendição e humildade, quebrante seu coração diante Dele todos os dias, dizendo o quanto O ama, o quanto precisa de perdão pelos pecados e o quanto deseja agradá-Lo em todas as áreas da vida, glorificando Seu Santo nome.

Então, o caminho para o nosso *humilha-te, humilha-te e humilha-te* vem da dor, do temor e do amor. E todos os três tipos de quebrantamento são fundamentais para que nossa alma se coloque em seu lugar de insignificância todos os dias e que nosso coração se encha de santidade, de humildade e do amor que nos faz agradar a Deus.

 TRAZENDO CONSCIÊNCIA

Qual foi a última vez que você entrou no seu quarto, fechou a porta e conversou com seu Pai, que o vê em segredo? E nesse momento, sinceramente, você se humilhou diante Dele? Humilhou-se abrindo seu coração e apresentando para o Senhor todas as áreas da sua vida que estão precisando de um milagre? Você tem reconhecido para Deus sua incapacidade de seguir sozinho diante dos desafios que tem enfrentado, tem se colocado de maneira humilde e depende diante Dele? Você tem se quebrantado reconhecendo Seu senhorio, poder e majestade? Lembre-se de que o princípio de uma vida vivida com sabedoria é o temor ao Senhor.

E, por último, nos seus momentos com Deus, você tem aberto a boca e declarado seu amor e gratidão a Ele, por tudo o que já fez por você, por Cristo na cruz, por tê-lo amado primeiro e por toda a promessa da eternidade na Sua presença? Experimente fazer desses três tipos de quebrantamento (humilhação reconhecendo que precisa de Deus para resolver seus desafios, humilhação reconhecendo que Ele é Deus todo-poderoso e humilhação como declaração de amor e gratidão por quem Ele é) um hábito e viva um poderoso romper. Você será levado para o próximo nível na sua fé, na sua santidade e, principalmente, na sua humildade, aproximando-se, assim, todos os dias um pouco mais, dos planos de Deus para sua vida.

Como vimos, temos três caminhos para nos humilharmos diante de Deus: o da dor, o do temor e o do amor. Agora, quero que você escreva uma memória da sua infância na qual vivenciou dor, temor e amor; escreva uma memória para cada caminho de transformação diante de Deus. Lembre-se: esse exercício de recordação é fundamental para que você desenvolva humildade.

HUMILHA-TE! HUMILHA-TE! HUMILHA-TE!

PARA OUVIR DURANTE A REFLEXÃO

Aponte agora seu celular para o QR Code ao lado ou então acesse o link que deixarei a seguir. Essa foi a música que escolhi para que você inicie suas orações louvando ao Pai e entrando em comunhão com o Espírito Santo.

"SE EU ME HUMILHAR" – DISCOPRAISE
http://febra.site/plenitudeplaylist

ORAÇÃO

PAI, DEUS TODO-PODEROSO, MEU SENHOR E CRISTO, QUERO HOJE TE DIZER OBRIGADO. OBRIGADO POR ME PERMITIRES TODOS OS DIAS ENTRAR NA TUA PRESENÇA E CONTEMPLAR TUA FACE DE AMOR E DE PODER. ENSINA-ME, PAI, A ME HUMILHAR TODOS OS DIAS NA TUA PRESENÇA, RECONHECENDO QUE PRECISO DE TI, QUE PRECISO DO TEU PERDÃO, QUE PRECISO DA TUA DIREÇÃO EM TODAS AS ÁREAS DA VIDA E QUE PRECISO DA TUA MISERICÓRDIA, POIS RECONHEÇO QUE SOU PECADORA E INCAPAZ DE TE AGRADAR SEM A PRESENÇA DO TEU ESPÍRITO SANTO EM MIM. EU TE AMO, JESUS E TE PEÇO QUE CONDUZAS MEU CORAÇÃO NESSA JORNADA PARA QUE TUDO QUE HÁ EM MIM SEJA SARADO E TRATADO PELO TEU AMOR NA CRUZ. OBRIGADO, JESUS. EU TE AMO.

ORAÇÃO PESSOAL

Permita que esta oração pessoal reflita sua jornada em direção a um coração mais humilde, na direção daquilo que o Pai lhe reserva. Dedique um tempo e permita que sua história transpareça de verdade em suas palavras.

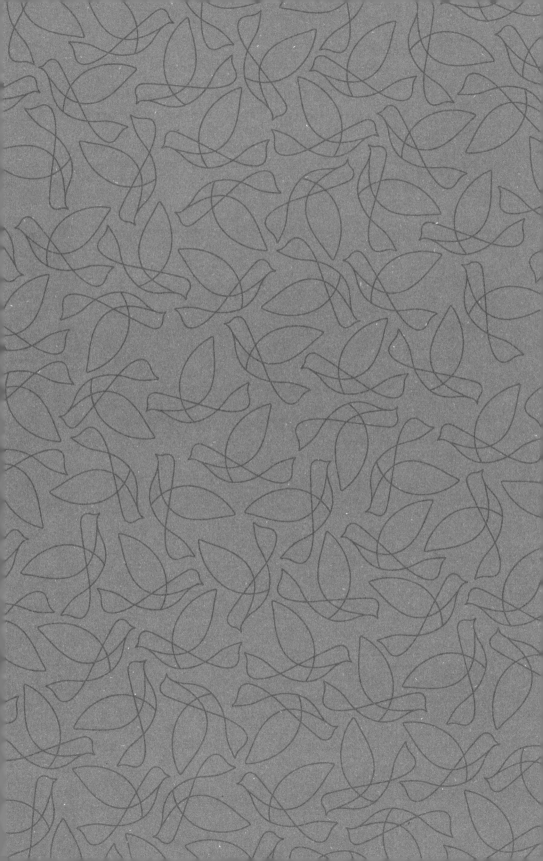

HÁBITOS QUE TRANSFORMAM ATITUDES

dia 24

Tudo é narrativa

> Do fruto da boca enche-se o estômago do homem; o produto dos lábios o satisfaz. A língua tem poder sobre a vida e sobre a morte; os que gostam de usá-la comerão do seu fruto."
> (PROVÉRBIOS 18:20-21)

Existe muito mais poder no uso das palavras do que nós podemos imaginar. Com certeza você já leu na Bíblia e ouviu em pregações que precisamos controlar a nossa boca. Que ela fala do que o coração está cheio e que podemos usá-la para abençoar, mas ela também tem poder de amaldiçoar e destruir nossa vida e a vida das outras pessoas à nossa volta.

Veja que a passagem de Provérbios que abre este capítulo fala que o nosso coração fica cheio do que sai da nossa boca. E a palavra de Deus também nos lembra que, de tudo o que devemos guardar, o mais importante é o nosso coração. Ora, se devo guardar o meu coração e se o que eu falo também o preenche, *preciso ter muita sabedoria em relação ao que sai da minha boca, pois isso influencia no que carregarei dentro de mim.* Quando falamos em coração, estamos falando dos nossos sentimentos. Nossas palavras influenciam diretamente aquilo que sentimos. Palavra boas, que produzem graça em quem escuta, enchem o nosso coração de fé, esperança e amor, assim como um coração cheio dessas virtudes produz sentimentos como alegria, gratidão, amor ao próximo e generosidade. Eu e você já sabemos que tudo que comunicamos, pensamos e sentimos produz nossas crenças, e que toda crença é autorrealizável. Aquilo que acredita sobre família, filhos, saúde, finanças, vida profissional e até mesmo sobre sua conexão com Deus é diretamente influenciado pelas suas palavras. Se vivemos o que acreditamos, ou seja, vivemos nossas crenças, que são geradas e/ou transformadas pelas palavras que saem de nós, nossa obrigação é falar com sabedoria, responsabilidade, discernimento e inteligência, pois precisamos ser intencionais na nossa comunicação.

> Mas eu lhes digo que, no dia do juízo, os homens haverão de dar conta de toda palavra inútil que tiverem falado."
> **(MATEUS 12:36)**

Paulo Vieira, meu esposo, costuma dizer que tudo na nossa vida acontece de acordo com a narrativa que escolhemos. Ou seja, tudo que vivemos é fruto da história que contamos (palavras lançadas) sobre aquilo que nos acontece em cada área da vida. Nossas narrativas podem nos abençoar, gerar esperança e sentimentos positivos ou nos levar a um lugar de dor, tristeza profunda, vitimização, mentira, medo e falta de fé. São elas que definem se viveremos como um herói aprendiz ou como uma vítima sofredora. Se, diante de cada situação difícil da jornada, olharmos para o que nos acontece e comunicarmos gratidão, perguntando-nos o que precisamos aprender com essa dificuldade e nos responsabilizando 100% por mudá-la, deixaremos nosso coração farto, cheio de sentimentos que geram humildade, autorresponsabilidade, arrependimento e que nos colocam em um estilo de vida de crescimento e aprendizado constante. Assim, os bons frutos virão.

Mas, atenção, porque o inverso também é verdade. Suas palavras e sua narrativa sobre si mesmo e tudo que lhe acontece também podem levar à morte: morte de sonhos, da alegria, dos projetos de Deus para sua vida, da sua saúde e até à morte da sua esperança e fé. Lembre-se de que suas palavras deixarão seu coração cheio. Se o que sai da sua boca é lamúria, reclamação, crítica, acusação, vitimização, palavras de desesperança e dor, seu coração estará farto dessas coisas e vai transbordar os piores sentimentos que podem existir em você. Um coração amargo transborda ingratidão, medo, culpa, não merecimento, doenças emocionais como ansiedade e depressão, desamor, solidão e muitos outros sentimentos que secam os ossos e adoecem o corpo e a alma.

Palavras de amor e esperança geram um coração cheio de amor e fé. Mas palavras de ingratidão e dor geram um coração cheio de tristeza e amargura.

TUDO É NARRATIVA

Vou compartilhar uma história para mostrar o poder da nossa comunicação. Tenho uma amiga muito querida, superinteligente e generosa, profissional brilhante, amiga de todos que passam na sua vida, porém essa mulher cheia de virtudes vive há décadas ciclos de muita limitação financeira e frustração. Ela se esforça, trabalha muito, busca novos conhecimentos, mas não consegue romper o ciclo negativo das suas finanças. Um dia, ela abriu seu coração e soltou no meio da conversa que, havia anos, repetia para si mesma a seguinte frase: "Não vou nem sonhar e fazer mais planos porque meus sonhos nunca se realizam e eu só fico mais frustrada. Então melhor não sonhar!". Detalhe: ela estava se referindo a todos os sonhos e projetos dela que dependiam de recursos financeiros. A narrativa que ela dizia para si (mesmo que ela não verbalizasse) era a de que é "melhor nem sonhar", pois não ia acontecer, *porque ela não teria dinheiro para viver esses sonhos* – e, é óbvio, após repetir essa narrativa, nada acontecia mesmo. Sua comunicação reforçava a crença de incompetência financeira, a crença de não merecimento, e enchia o coração dela de desesperança e tristeza. E, como nós só vivemos aquilo em que acreditamos, a vida dela entrou em um *loop* sem fim de derrotas financeiras, frustrações, sonhos não realizados por falta de dinheiro e crença de que é melhor não ter sonhos. Entendeu como funciona? Com a minha vida e a sua é da mesma maneira.

 TRAZENDO CONSCIÊNCIA

O provérbio do início do capítulo termina dizendo que comeremos o fruto das nossas palavras. Com verdade, coragem e humildade, o que tem saído da sua boca? De que está transbordando seu coração? Se eu perguntar para seu cônjuge, o que ele vai dizer sobre as palavras que você transborda na vida dele? E se agora a pergunta for feita aos seus filhos ou seus pais, o que eles dirão sobre o que tem saído da sua boca e do que está cheio seu coração?

Nosso objetivo com esse devocional é trazer verdade para sua vida, consciência de tudo o que precisa de transformação e um caminhar diário aprendendo com o que Jesus deixou para que eu e você sejamos todos os dias mais parecidos com Ele.

Então, com muita humildade, escreva a seguir as áreas da vida em que hoje você colhe frutos ruins porque, durante algum tempo, lançou palavras de maldição ou talvez ainda lance palavras negativas e de derrota. Depois de anotar as áreas da sua vida, escreva alguns exemplos de narrativas negativas que você vem contando para si e para o mundo.

Exemplo:
ÁREA – Financeira

Narrativas – Só ganha dinheiro quem já tem dinheiro. Dinheiro é sujo. Rico não vai para o céu. Dinheiro na minha mão é vendaval. Se meu dinheiro der para pagar as contas, já estou muito feliz. Só se eu ganhar na loteria para comprar isso.

ÁREA 1
Narrativas negativas sobre essa área

ÁREA 2
Narrativas negativas sobre essa área

ÁREA 3
Narrativas negativas sobre essa área

TUDO É NARRATIVA

PARA OUVIR DURANTE A REFLEXÃO

Aponte agora seu celular para o QR Code ao lado ou então acesse o link que deixarei a seguir. Essa foi a música que escolhi para que você inicie suas orações louvando ao Pai e entrando em comunhão com o Espírito Santo.

"TUDO A VER COM ELE" – CENTRAL 3
http://febra.site/plenitudeplaylist

ORAÇÃO

PAI AMADO, SENHOR DA MINHA VIDA, EU TE AGRADEÇO PELA TUA PALAVRA DEIXADA PARA NÓS, PALAVRA QUE NOS ENSINA OS CAMINHOS A SEGUIR E QUE NOS EXORTA A SERMOS SÁBIOS. EU TE PEÇO PERDÃO, SENHOR MEU, POR TODAS AS PALAVRAS NEGATIVAS QUE JÁ FALEI, POR TODAS AS PALAVRAS DE MALDIÇÃO SOBRE A MINHA VIDA E SOBRE A VIDA DE OUTRAS PESSOAS. PEÇO QUE O TEU SANGUE DERRAMADO NA CRUZ LAVE TODA PALAVRA DE DERROTA, DOR, JULGAMENTO, DIFAMAÇÃO, IMORALIDADE, ACUSAÇÃO E CRÍTICA QUE JÁ SAIU DA MINHA BOCA. EU DECIDO QUE, A PARTIR DE HOJE, SÓ VOU ABRIR A BOCA COM SABEDORIA. DECIDO QUE TUDO QUE EU FALAR PRODUZIRÁ GRAÇA NAS PESSOAS QUE VÃO OUVIR E GERARÁ VIDA NA MINHA VIDA E NA VIDA DAS PESSOAS À MINHA VOLTA. EU AGRADEÇO PELO TEU PERDÃO E TE PEÇO TUDO ISSO EM NOME DO MEU ÚNICO SALVADOR, JESUS CRISTO.

ORAÇÃO
PESSOAL

Reflita com sinceridade sobre a maneira como vem vivendo até aqui e, com os joelhos ao chão, relate com palavras verdadeiras ao Pai. Entregue-se e permita que este momento de oração seja também sua conexão com o Senhor.

dia 25

Seus olhos são bons?

Os olhos são a candeia do corpo. Se os seus olhos forem bons, todo o seu corpo será cheio de luz. Mas se os seus olhos forem maus, todo o seu corpo será cheio de trevas. Portanto, se a luz que está dentro de você são trevas, que tremendas trevas são!"
(MATEUS 6:22-23)

Nosso olhar para a vida, para tudo que nos acontece, para as pessoas que amamos e para as que nós nem conhecemos, assim como nosso olhar para nós mesmos, é capaz de definir o que viveremos e como as pessoas serão para nós. Quando Jesus nos adverte de que, se meus olhos forem bons, todo meu corpo será cheio de luz, e que, se eles forem maus, meu corpo será cheio de trevas, Ele está nos ensinando nosso poder de criar a realidade que vivemos por meio do nosso olhar e do significado que damos ao que vemos.

Os estudiosos da física quântica levaram centenas de anos para provar por meio da ciência o que Jesus nos falou no versículo que citei. Eles mostraram, em inúmeros experimentos, que quem cria a realidade é o observador. Ou seja, a física quântica provou que nós criamos a nossa realidade por meio do nosso olhar para todas as coisas. Entenda o nosso olhar como aquilo em que creio, o que penso e o significado que dou. **Se você quiser entender mais sobre esse experimento científico, acesse o QR Code a seguir.**

https://febra.site/fisica-quantica-camila-vieira

Que tal trazer esse princípio de Deus para nossa vida?

O que Jesus está nos dizendo é que meu olhar para minha vida define como ela será. Meu olhar sobre mim, a maneira como me enxergo, o valor que eu acredito ter, o quanto me vejo capaz ou incapaz, merecedora de ser feliz ou culpada e por isso não merecedora de coisas boas criam os resultados que terei na vida, porque o modo como eu me vejo determina minhas escolhas, determina as mesas nas quais me sento, as pessoas com as quais me relaciono, os negócios que faço, os meus sins e ou meus nãos. O que eu aceito e o que eu não tolero viver por saber, por enxergar, quem eu sou.

Da mesma maneira, nosso olhar para as pessoas que são importantes na nossa vida define como elas serão para nós. Vou usar um exemplo na minha família para facilitar sua compreensão sobre como aplicar o que Jesus está nos ensinando. Eu tenho três filhos, um completamente diferente do outro, cada um com suas características próprias, com personalidades, dons e habilidades diferentes. Nenhum quietinho; todos sempre foram cheios de energia e criatividade. Você concorda que eu podia ter caído na cilada de comparar as habilidades de um com o outro e, por serem diferentes, julgar e considerar um mais capaz que o outro, um mais inteligente que o outro, um mais criativo e mais ousado ou um mais corajoso e por isso achar que este ou aquele teria mais ou menos sucesso na vida?

Certamente por entender que cada um é único e foi criado por Deus da maneira perfeita para a missão que Deus pensou para cada um deles, eu e o Paulo nunca cometemos esse erro. Sempre usamos nossas palavras e nosso olhar para criar uma realidade positiva e de virtudes para nossos filhos. Sempre valorizamos suas características positivas e sempre dissemos que eles não tinham mais valor ou menos valor para nós pelos seus erros ou pelos seus acertos, mas por quem sabíamos que eles eram. Sempre vigiamos nossa boca e nosso olhar para eles de modo a nunca direcionarmos, para nenhum dos três, um adjetivo negativo que atacasse seu valor, sua capacidade ou seu merecimento (sua identidade). Sempre soubemos observar as diferenças entre eles e não os rotular colocando um fator determinante de sucesso ou fracasso em sua vida pelos seus erros, acertos ou características. Nosso olhar para os três sempre foi de luz, sempre foi bom. Lembro que sempre ouvi pais e mães de amiguinhos dos meus filhos dizerem que criavam os filhos para o mundo e, na mesma hora que ouvia essa afirmação, eu sempre respondia a esses pais,

PLENITUDE

com amor e respeito, que eu pensava diferente e que nossos três filhos eram criados para Deus e não para o mundo. E ainda dizia em alto e bom tom que o *mundo* nunca iria conhecer meus três filhos. Alguns ficavam sem entender e acredito que outros se magoaram, mas essa visão que eu e o Paulo sempre tivemos sobre nossos filhos era real e não estávamos dispostos a abrir mão dela para agradar ninguém. E, quando olhávamos para eles e dizíamos que o mundo não os teria, estávamos criando uma realidade, um futuro, e projetando aos nossos filhos uma visão do que desejamos que eles vivam. Nossas palavras e nosso olhar diziam que eles não compactuavam com os valores do mundo e que sempre fariam escolhas como quem não pertence ao mundo. E posso dizer que, até hoje, Júlia com 19, Mateus com 16 e Daniel com 7, tem funcionado.

Outro exemplo é o de pais que sempre reclamam de seus filhos na adolescência, chamando-os de "aborrecentes", dizendo que a casa virou um inferno. Todas as vezes que ouvíamos isso, mesmo quando nossos filhos eram bem pequenos, eu e o Paulo dizíamos para nós e para eles que eram maravilhosos e que a "aborrescência" na nossa casa não existiria, pois a idade e os hormônios não tinham poder de tirar o pior deles – e assim aconteceu. Temos dois filhos passando pela adolescência e é uma fase igual a todas as outras, tudo acontece em paz, com alegria, amor e muita leveza. Você pode se perguntar o que nossos três filhos têm de especial, e eu vou dizer que eles são perfeitos e únicos, *igual aos seus filhos*. E, se existe um segredo, está no nosso olhar para cada um deles. Eu e o Paulo decidimos enxergar a adolescência como uma coisa maravilhosa e usamos nossa boca para declarar essa realidade e, do jeito que vimos (enxergamos mesmo antes de acontecer) e que declaramos, se tornou real. É assim: quando nossos olhos (o modo como nós vemos as coisas) são luz, todo o nosso corpo terá luz (viveremos uma vida de luz).

Quando olha para seu cônjuge e vê virtudes, você vive essas virtudes no seu casamento. Elas parecem aumentar e tomam conta de tudo o que existe no seu cônjuge. Da mesma maneira, se olha para ele e só enxerga as coisas que o aborrecem ou entristecem, os comportamentos que levam a perder a admiração e colocam à prova o amor, esses sentimentos que inundarão seu coração e sua alma, *vai criar essa realidade*. Ou seja, seu olhar de insatisfação, de crítica e de não admiração vai atrair os piores comportamentos, criando e fortalecendo a realidade que você enxergou. Então, muito cuidado com o que está vendo.

Esse olhar que cria a realidade é válido para todas as áreas da vida. A maneira como você olha para o dinheiro e para suas finanças será o que vai viver. Seu olhar para sua saúde, sua conexão com seus pais e irmãos, sua vida profissional e seus amigos está criando a realidade que tem vivido hoje com cada uma dessas pessoas e nessas áreas da vida. Seu olhar para Deus tem definido o tipo de relacionamento que tem com Ele. Se Ele é seu Aba, seu Pai, ou apenas um Deus distante e punitivo. O que você tem enxergado?

 ## TRAZENDO CONSCIÊNCIA

Existe uma conexão direta entre o que vê, seu olhar para tudo e para todos, e o que fala. Seu olhar para cada área da vida será exatamente o que vai falar sobre elas. Vou afirmar que, se seus olhos forem bons, sua boca vai falar de coisas boas e seu coração estará cheio de coisas boas, e assim vai criar uma realidade feliz e abundante, atraindo amor, paz, alegria, saúde, prosperidade e plenitude, exatamente da maneira como tem enxergado e comunicado.

Agora você sabe que seu olhar para todas as coisas produz sua comunicação, o que você fala sobre essas coisas, e que seu olhar e sua comunicação têm criado a realidade que tem vivido. Meu convite, então, é voltar ao exercício do dia anterior, ler todas as narrativas negativas que vinha falando e reescrever a seguir novas narrativas para as áreas da vida em que hoje precisa de transformação.

Lembra que o primeiro passo para toda e qualquer mudança é a consciência? A partir de hoje, você vai vigiar seu olhar e sua comunicação e tudo que falar vai ser para produzir bênção e vida. Amém? Então, vamos ao exercício de hoje.

Exemplo:

ÁREA – Financeira

Narrativa *correta* – Eu sou uma pessoa próspera financeiramente e abençoada. Todos os meus recursos são dados por Deus porque Ele conhece meu coração e sabe que o dinheiro não é meu senhor. Eu sou canal de bênção na vida de outras pessoas; quanto mais dinheiro eu tenho, mais sou generoso. Eu sou um provedor de recursos para o meu próximo que necessita e para o reino de Deus. Todos os meus negócios prosperam. Meu dinheiro multiplica, pois ele é usado para os projetos de Deus na Terra. Ganhar, ter e multiplicar dinheiro é fácil e eu nasci com esse dom.

PLENITUDE

ÁREA 1
Novas narrativas *positivas* sobre essa área

ÁREA 2
Novas narrativas *positivas* sobre essa área

ÁREA 3
Novas narrativas *positivas* sobre essa área

SEUS OLHOS SÃO BONS?

PARA OUVIR DURANTE A REFLEXÃO

Aponte agora seu celular para o QR Code ao lado ou então acesse o link que deixarei a seguir. Essa foi a música que escolhi para que você inicie suas orações louvando ao Pai e entrando em comunhão com o Espírito Santo.

"TU ÉS SOBERANO" – MORADA
http://febra.site/plenitudeplaylist

ORAÇÃO

DEUS, MEU SENHOR E MEU SALVADOR, EU APRESENTO HOJE A MINHA VIDA. PEÇO A TI, MEU PAI, QUE FALES AO MEU ESPÍRITO TUDO QUE EM MIM PRECISA DE TRANSFORMAÇÃO, TUDO QUE EM MIM PRECISA DE CURA E RESTAURAÇÃO. TRANSFORMA MEU OLHAR PARA TODAS AS ÁREAS DA MINHA VIDA. TIRA DO MEU CORAÇÃO, PAI, O ORGULHO E A PREPOTÊNCIA QUE ME FAZEM OLHAR COM JULGAMENTO E CRÍTICA PARA AS PESSOAS QUE AMO E ATÉ AS QUE EU NEM CONHEÇO. DÁ-ME UM OLHAR PURO, MISERICORDIOSO E GENEROSO. QUE EU POSSA ME ENXERGAR NA VIDA DE TODAS AS PESSOAS QUE FAZEM PARTE DA MINHA E AMÁ-LAS DO JEITO QUE EU DESEJO SER AMADA POR TI, JESUS. INDEPENDENTEMENTE DAS MINHAS EXPERIÊNCIAS DO PASSADO, PEÇO-TE QUE TRANSFORMES MEU OLHAR PARA MEU CASAMENTO, MINHA SAÚDE, MINHAS FINANÇAS, MINHAS EMOÇÕES, MINHA VIDA PROFISSIONAL, PARA MEUS PAIS E MEUS IRMÃOS, E, PRINCIPALMENTE, QUE RESTAURES MEU OLHAR PARA MIM MESMA E PARA TI. EU TE PEÇO TUDO ISSO E JÁ TE AGRADEÇO, EM NOME DE JESUS.

ORAÇÃO PESSOAL

Reflita com sinceridade sobre a maneira como vem vivendo até aqui e, com os joelhos ao chão, relate com palavras verdadeiras ao Pai. Entregue-se e permita que este momento de oração seja também sua conexão com o Senhor.

dia 26

Assim como você pensa na sua alma, assim você é

> Finalmente, irmãos, tudo o que for verdadeiro, tudo o que for nobre, tudo o que for correto, tudo o que for puro, tudo o que for amável, tudo o que for de boa fama, se houver algo de excelente ou digno de louvor, pensem nessas coisas."
> **(FILIPENSES 4:8)**

O apóstolo Paulo escreveu a carta do versículo que abre o capítulo para a igreja de Filipos enquanto estava preso. Tenho certeza de que ele não estava em uma situação confortável nem agradável, muito menos de segurança e paz. E foi vivendo nesse cenário de ameaça e dor que ele, certamente guiado pelo Espírito Santo, nos lembrou da importância de selecionar nossos pensamentos. Ele estava com o corpo preso, mas certamente seus pensamentos eram livres e produziram bons frutos.

Nossos pensamentos interferem diretamente nas nossas emoções. Emoções saudáveis e positivas são produzidas em uma mente cheia de pensamentos bons, da mesma maneira que emoções doentias e negativas derivam de uma mente cheia de pensamentos ruins. Alegria ou tristeza, gratidão ou murmuração, entusiasmo ou pessimismo: tudo nasce nos nossos pensamentos.

Quando permitimos que pensamentos ruins se instalem na nossa mente, estamos abrindo a porta da nossa alma para o mal. Nossa alma é composta de razão e emoção. A razão é nosso intelecto, nosso conhecimento racional, mas as emoções são formadas pelos nossos pensamentos e sentimentos. É muito importante saber que o que faz uma pessoa agir são as emoções. Você certamente conhece alguém cheio de títulos e diplomas, com uma racionalidade superdesenvolvida, mas que não consegue ter uma vida abundante, nem financeiramente, nem muito menos na saúde ou nos seus relacionamentos pessoais e sociais. E você deve se perguntar: como pode alguém com tanto conhecimento fazer escolhas tão erradas na vida? E a resposta sempre será as emoções.

Por que, para algumas pessoas, é tão difícil seguir uma dieta ou criar o hábito de fazer atividade física? Por que elas decidem, até começam e rapidinho param no meio do caminho? Mais uma vez a resposta está nas emoções.

São as nossas emoções que nos movem, e precisamos ser diligentes na missão de fortalecê-las e blindá-las. E um dos principais pontos de atenção são nossos pensamentos.

Tudo nasce nos pensamentos. Antes de realizar algo na prática, você primeiro pensou naquilo. Isso vale para as coisas boas e também para as ruins. O adultério acontece primeiro na mente antes de ir para ação. Um crime acontece primeiro no pensamento antes de ser cometido. Um suicídio é todo desenhado na cabeça da pessoa antes de virar real. Tudo está nos nossos pensamentos, inclusive todo pecado.

Eu assisti a uma ministração do bispo Fabrício Miguel em que ele nos alertou para a importância de percebermos os pensamentos intrusos e eliminá-los enquanto há tempo. Ele chamou de intrusos todos os pensamentos que invadem a nossa mente e nos levam ao erro, ao pecado ou à dor e à tristeza. E mais uma vez o estado de consciência plena nos protege. Quando nós vivemos em consciência, sempre examinando nossos pensamentos e sentimentos, podemos de maneira intencional mudar nossos pensamentos antes que eles destruam nossas emoções e nossa vida, levando-nos a doenças da alma (depressão, ansiedade, síndrome do pânico etc.) e ao pecado.

Camila, e como eu mudo meus pensamentos? Como quebrar uma sequência de pensamentos ruins que insistem em dominar minha mente, roubando minha alegria, minha paz, minha esperança e me levando ao erro?

A solução está nas *escolhas de tudo o que vai entrar na sua mente. Eu e você temos o poder de selecionar o que vamos receber.* Tudo o que vê, escuta e lê produz pensamentos. Se você escolhe ver coisas boas, ouvir coisas boas e ler coisas boas, naturalmente sua mente estará ocupada de pensamentos bons, verdadeiros, justos, honestos e de boa fama, como citado pelo apóstolo Paulo.

Mas se, de modo irresponsável, passa o dia lendo notícias de desgraças, assistindo a programas que só falam de tragédias, corrupção, roubo e violência; se você se acompanha de pessoas que falam de coisas ruins, que reclamam, que murmuram e que só veem o lado ruim de tudo que acontece, pessoas que falam palavrão e sobre pornografia, é impossível ter saúde emocional, impossível ter pensamentos de paz, impossível olhar para a vida e se alegrar. Se esse contágio negativo durar muito tempo, se fizer parte do seu dia a dia, você será um forte candidato a problemas nas suas emoções, como a melancolia, a tristeza constante, pensamentos de morte, depressão, angústia, insônia, medos crônicos, entre outras manifestações. Assim, findará vendo todos seus sonhos e projetos morrerem e, junto com eles, sua alegria.

Além das doenças emocionais que os pensamentos errados produzem, devemos vigiar nossos pensamentos porque eles nos levam ao pecado. Pensamentos que produzem desejos errados, que geram planos do que é desonesto e ilícito, pensamentos de vingança, justiça pelas próprias mãos, pensamentos de adultério, de ganância e de inveja são alguns exemplos do poder do mal que pode ser gerado na nossa mente se não tivermos a disciplina de filtrá-los e ocupar nossa mente com o que edifica e transforma.

Além de selecionar o que entra na sua mente, eliminando o consumo do que é ruim, *o outro caminho fundamental para você ter pensamentos bons é encher sua mente do que edifica*. Crie na sua vida hábitos diários de leitura da palavra de Deus, de ouvir louvores, assistir a excelentes pregações, ler ótimos livros. Conviva com pessoas cujos frutos na vida se parecem com o que quer para a sua e a da sua família, esteja sentado em mesas onde o que se conversa produz crescimento e o leva a ser melhor a cada dia.

Então, de maneira resumida, *cuidamos dos nossos pensamentos quando fechamos a porta para o mal e abrimos o acesso para o que edifica e transforma, para o que vem de Deus.*

ASSIM COMO VOCÊ PENSA NA SUA ALMA, ASSIM VOCÊ É

TRAZENDO CONSCIÊNCIA

O que você precisa mudar sobre o que tem entrado na sua mente? Que informações precisa parar de consumir? Que contágio social precisa repensar? Que novos hábitos precisa incluir na sua rotina para renovar sua mente para que possa experimentar a boa, perfeita e agradável vontade de Deus para sua vida?

Entendendo que sua plenitude só será conquistada quando sua comunicação for correta, quando seu olhar para si e para o próximo for bom e quando seus pensamentos forem verdadeiros, de paz, honestos e cheios de virtudes, com muita verdade no seu coração, escreva nas linhas a seguir o que você precisa mudar imediatamente em sua vida. Pensar em tudo o que dissemos aqui não é suficiente. Peço que, por favor, confie em mim e dedique tempo escrevendo sobre tudo isso e principalmente sobre as decisões que toma hoje para mudar seus hábitos e contágios sociais.

PLENITUDE

PARA OUVIR DURANTE A REFLEXÃO

Aponte agora seu celular para o QR Code ao lado ou então acesse o link que deixarei a seguir. Essa foi a música que escolhi para que você inicie suas orações louvando ao Pai e entrando em comunhão com o Espírito Santo.

"AO ÚNICO / ESPÍRITO, ENCHE A MINHA ALMA" – MORADA
http://febra.site/plenitudeplaylist

ORAÇÃO

EU FALO AGORA COM O DEUS DE ABRAÃO, DE ISAQUE E DE JACÓ, O DEUS TODO-PODEROSO, O DEUS DE JESUS, O DEUS QUE ESCREVEU MEU NOME NO LIVRO DA VIDA E QUE ME CHAMA DE FILHO AMADO. PAI QUERIDO, MUITO OBRIGADO POR NÃO SE CANSARES DE ME DIRECIONAR PARA QUE A MINHA VIDA TE AGRADE. TE PEÇO PERDÃO PELOS PENSAMENTOS ERRADOS QUE TIVE ATÉ HOJE E TU QUE ME CAPACITES PARA, A PARTIR DE AGORA, DIZER NÃO PARA O QUE NÃO ME EDIFICA E BUSCAR TODOS OS DIAS ENCHER MINHA MENTE, E ASSIM MEU CORAÇÃO, DO QUE É VERDADEIRO, JUSTO, HONESTO E DO QUE PRODUZ VIDA E PAZ PARA MIM E PARA OS QUE TU COLOCASTE NA MINHA VIDA. TE AMO, JESUS, E TE PEÇO, ESPÍRITO SANTO DE DEUS, QUE ESTEJAS COMIGO EM TODOS OS MOMENTOS, ENCHENDO-ME E ME SANTIFICANDO PARA QUE A MINHA VIDA GLORIFIQUE AO MEU PAI QUE ME CRIOU.

ORAÇÃO PESSOAL

Reflita com sinceridade sobre a maneira como vem vivendo até aqui e, com os joelhos ao chão, relate com palavras verdadeiras ao Pai. Entregue-se e permita que este momento de oração seja também sua conexão com o Senhor.

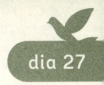

Sábio e prudente no agir

> Façam o que é justo e bom perante o Senhor, para que tudo lhes vá bem e vocês entrem e tomem posse da boa terra que o Senhor prometeu, sob juramento, a seus antepassados."
> **(DEUTERONÔMIO 6:18)**

> Mas, assim como é santo aquele que os chamou, sejam santos vocês também em tudo o que fizerem."
> **(1 PEDRO 1:15)**

A palavra de Deus inteira, desde o Jardim do Éden até o Apocalipse, nos ensina, por meio de muitas histórias bíblicas, que todas as nossas escolhas e ações são como sementes lançadas em um solo fértil que produzem frutos. Tudo que eu vivo hoje é resultado das minhas escolhas de ontem. Existe uma máxima que diz que não existe fracasso, apenas resultados. Ou seja, nossos resultados de hoje mostram como foram nossos comportamentos do passado. Nossas escolhas, sejam por ação ou por omissão, definem o que temos vivido hoje.

PLENITUDE

Olhando para a Bíblia, a escolha de Adão e Eva por desobedecer à ordem dada por Deus de que não comessem do fruto da árvore do bem e do mal os tirou do Paraíso e da presença Dele, que todos os dias caminhava pelo jardim e falava com os dois. Pela escolha errada de Adão e Eva, a vida leve, pura e simples que eles tinham no Paraíso foi transformada em uma vida dura, difícil, de dores e desafios. Pelo erro deles, a terra foi amaldiçoada por Deus.

Em Moisés, temos mais um exemplo da consequência das escolhas erradas. Moisés foi um homem guardado estrategicamente por Deus no Egito. Deus o capacitou para enfrentar o faraó e conduzir o povo de Deus, que estava cativo no Egito, até a terra prometida. Moisés era um homem que falava com Deus e ouvia Dele a direção a ser seguida, porém fez uma escolha errada. Deus o mandou falar com a rocha e ele a feriu e, por sua desobediência, não entrou na terra prometida.

A Bíblia nos conta também a história do filho de um homem muito rico que exige que o pai lhe entregue sua herança ainda em vida. Esse filho recebe muito dinheiro e resolve ir embora de casa. Ele passa a viver uma vida desregrada, a agir com muita irresponsabilidade, gasta tudo o que ganhou com farras, bebidas, mulheres a ponto de não ter dinheiro para pagar sequer um lugar para dormir e ter que dividir a comida com os porcos porque não tinha mais como se alimentar. Esse filho precisa voltar para a casa do pai, humilhado, e contar com a misericórdia dele, pois suas escolhas erradas o levaram a perder tudo, inclusive a dignidade.

Da mesma maneira que existem os exemplos de prejuízos pelas ações erradas, temos muitas histórias inspiradoras de pessoas que fizeram as escolhas certas e alcançaram resultados maravilhosos. Uma que merece ser citada é a da rainha Ester. Ela ficou sabendo que seu esposo, o rei Xerxes, havia sido enganado por uma pessoa da sua confiança e assinado um decreto autorizando exterminar e aniquilar completamente todos os judeus em um único dia. Ester era judia, mas o rei não sabia disso. Ela tinha um primo que a criou, chamado Mardoqueu, que, quando soube do decreto, foi até Ester e a desafiou a se levantar e proteger seu povo. Havia uma regra no palácio que dizia que nenhuma esposa podia comparecer na presença do rei sem ser convocada. A pena para quem infringisse a regra era a morte. Ester pediu que todo o povo judeu orasse e jejuasse com ela por três dias; no quarto dia, mesmo correndo risco de ser morta, Ester foi até o pátio do palácio do rei, se posicionou e intercedeu pelo seu povo perante Xerxes. Por sua posição e atitude correta, Ester não só livrou todo seu povo da morte como também fez com que os judeus fossem vitoriosos em suas batalhas e honrados no meio dos outros povos.

SÁBIO E PRUDENTE NO AGIR

Daniel é mais um exemplo inspirador de temor, intimidade e obediência a Deus. Ele era um jovem judeu que foi capturado pelo rei babilônico Nabucodonosor e que escolheu não se contaminar com as comidas que vinham da mesa do rei, que não se curvou para adorar outros deuses nem cultuar a imagem de ouro do rei Nabucodonosor, mesmo sendo ameaçado de morte. As escolhas certas de Daniel fizeram com que o grande rei o respeitasse e olhasse para o Deus de Daniel, reconhecendo que era o único e verdadeiro Deus nos céus. Daniel, pela sua postura irrepreensível diante de Deus, acessou o sobrenatural livrando-se da cova dos leões e teve seu clamor ouvido quando Deus mandou o anjo Gabriel descer dos céus e dizer a ele que suas orações tinham sido ouvidas e que Daniel era um homem amado de Deus.

Tudo é escolha. Vemos pessoas normais e simples realizando grandes coisas e recebendo a graça e o favor de Deus. Da mesma maneira como vemos pessoas ungidas, escolhidas para grandes projetos de Deus na terra, caindo e atraindo maldição para si e para sua descendência. A diferença entre essas pessoas são só suas escolhas. Nossas escolhas nos levam a lugares altos ou ao vale da sombra da morte. A liberdade de ir e vir, o livre-arbítrio que existe para nós, é soberano. Eu e você podemos ter recebido grandes visões de profetas de Deus, grandes promessas, *mas, entre a visão e o cumprimento da visão, existem as nossas escolhas*. Eu posso agir com sabedoria e santidade e me manter alinhada aos projetos de Deus para minha vida ou posso ser desobediente, irresponsável e rebelde e não acessar as promessas nem viver o propósito.

Quando olho para minha vida, vejo o quanto o versículo de Gálatas 6:7 é real: *"Não se deixem enganar: de Deus não se zomba. Pois o que o homem semear, isso também colherá"*. Quem já leu meu livro *Viva a sua real identidade* conhece um pouco da minha história e sabe o quanto as memórias de rejeição na infância destruíram minha identidade e trouxeram para mim uma forte estrutura de orgulho. Por eu não ter ideia do meu valor e pelo medo de ser rejeitada novamente nos relacionamentos (com amigos, esposo, colegas de trabalho, familiares etc.), passei a ser guiada pela busca desesperada por ser admirada, aceita e reconhecida e fazia o que fosse preciso para me sentir amada e importante. O orgulho que existia no meu coração e a fratura na minha identidade adulteraram meu caráter por muito tempo. Ao longo da minha vida, fiz escolhas certas pelos motivos errados – e também fiz muitas escolhas erradas. Eu exagerei, menti, omiti falhas, fui insubmissa, não honrei meu esposo, fui grosseira, egoísta, impaciente, desconectada da dor das outras pessoas, usei roupas provocantes para chamar atenção, entre muitos outros comportamentos desprezíveis e errados (pecados). Todos esses comportamentos foram sementes do mal que eu mesma, pelas minhas escolhas, plantei na minha vida e que geraram muitos frutos ruins que causaram muita dor em mim e nas pessoas que eu amo.

PLENITUDE

Quando esses frutos ruins começaram a aparecer no meu casamento, nas minhas emoções, nos meus filhos e na minha empresa, meu nível de cegueira sobre quem eu vinha sendo era tão grande que busquei responsabilizar todo mundo, menos eu mesma. Depois que vi que essa estratégia estava só piorando as coisas e que eu estava prestes a perder meu marido e destruir minha família, busquei ajuda e, no processo de resgatar meu casamento, as escamas começaram a cair dos meus olhos e pude começar a reconhecer meus pecados, me arrepender, pedir perdão e aprender a receber o perdão de Deus. Eu vivi na prática a palavra que diz *conhecerei a verdade e a verdade vos libertará*. Cada novo nível de verdade que eu ia conquistando sobre mim mesma, permitia que eu fosse me arrependendo e escolhendo me distanciar daquela mulher que eu vinha sendo. A nova Camila que nasceu com a verdade começou a plantar novas sementes, a fazer escolhas certas, a vencer o pecado, a buscar matar o orgulho todos os dias, a pedir perdão, aprendeu a amar o próximo e o desconhecido, a se importar com a dor alheia, aprendeu a reconhecer seus erros e, principalmente, a se conectar com Jesus de verdade. Comecei a realizar novas e boas plantações e consequentemente novas colheitas começaram a acontecer. Colheitas lindas, poderosas, vindas do próprio Deus – e uma dessas colheitas é este devocional que está nas suas mãos. Pela misericórdia do próprio Deus, vejo boas colheitas hoje em praticamente todas as áreas da minha vida.

Mas preciso ser 100% verdadeira com você e, para isso, tenho que confessar que, mesmo com cinco anos de cura do meu caráter, de resgate da minha identidade, de busca por um caminhar com o Espírito Santo, ainda vivo dores vindas de problemas causados pelos erros e pecados, das sementes erradas que plantei. Às vezes me pergunto e pergunto a Deus: *Até quando?* Será que essas consequências, que essas dores na minha vida serão para sempre? Mas a resposta que vem ao meu coração, e muitas vezes vem na palavra de Deus, é que essas consequências e dores ainda existem porque ainda podem transformar algo em mim. Eu ainda tenho que aprender e mudar, pois elas ainda estão sendo usadas para refinar meu caráter e minha fé, elas me mantêm de joelhos no chão clamando ao Senhor. E, assim, eu sigo forte e corajosa vivendo meu processo, um dia de cada vez, uma escolha de cada vez e com a certeza de que Aquele que começou a boa obra em mim é fiel para cumprir.

TRAZENDO CONSCIÊNCIA

E agora, com coragem e humildade, reflita: o que essa leitura de hoje falou ao seu coração? Se analisar sua vida hoje, consegue identificar os problemas que vive em algumas áreas da sua vida causados por suas ações erradas? Você identifica seus erros, pecados, comportamentos inadequados e os prejuízos que eles lhe causam hoje? Lembre-se: a verdade liberta e a liberdade de reconhecer, se arrepender e mudar o leva para o centro da vontade e dos planos de Deus para sua vida.

Mas quero também contar que tão importante quanto reconhecer as escolhas erradas é reconhecer as escolhas certas e os bons resultados que vive hoje por ter acertado. Reconhecer seus ganhos e acertos reforça sua crença de identidade e seu merecimento. Quanto mais clareza você tiver do seu valor, mais seus comportamentos e suas escolhas serão acertados.

Então, como um convite para mais um nível de *verdade* na sua vida, preencha a tabela abaixo:

ÁREA DA VIDA	ESCOLHAS ERRADAS	CONSE-QUÊNCIAS	ESCOLHAS CERTAS	BONS RESULTADOS
Conjugal				
Filhos				

ÁREA DA VIDA	ESCOLHAS ERRADAS	CONSE-QUÊNCIAS	ESCOLHAS CERTAS	BONS RESULTADOS
Parentes (pais e irmãos)				
Saúde física				
Social (amigos)				
Financeiro				

ÁREA DA VIDA	ESCOLHAS ERRADAS	CONSEQUÊNCIAS	ESCOLHAS CERTAS	BONS RESULTADOS
Profissional				
Espiritual				
Saúde emocional				
Servir ao próximo				

PLENITUDE

Depois de preencher a tabela, que fichas caíram? Que decisões você tomará a partir de agora?

PARA OUVIR DURANTE A REFLEXÃO

Aponte agora seu celular para o QR Code ao lado ou então acesse o link que deixarei a seguir. Essa foi a música que escolhi para que você inicie suas orações louvando ao Pai e entrando em comunhão com o Espírito Santo.

"O ESCUDO + SOU UM MILAGRE" – LUKAS AGUSTINHO
http://febra.site/plenitudeplaylist

ORAÇÃO

MEU PAI AMADO, DEUS TODO-PODEROSO, SENHOR DA MINHA VIDA, EU COMEÇO ESTA ORAÇÃO HOJE TE AGRADECENDO PELO PRIVILÉGIO DE PODER RECONHECER MEUS ERROS, ME ARREPENDER E TE PEDIR PERDÃO E OUVIR DE TI: "DOS SEUS PECADOS EU NÃO ME LEMBRO MAIS". PAI, ENSINA-ME A TE AGRADAR COM A MINHA VIDA. ENCHE-ME, ESPÍRITO SANTO DE DEUS, PARA QUE TUDO QUE HÁ EM MIM GLORIFIQUE A TI. QUE O MEU PENSAR, O MEU AGIR, O MEU OLHAR E O MEU FALAR SEJAM RETOS, SÁBIOS E CHEIOS DE GRAÇA. DERRAMA SOBRE MIM UMA UNÇÃO DE HUMILDADE E DE SANTIDADE PARA QUE MEU CORAÇÃO SEJA GUIADO POR TI TODOS OS DIAS E QUE MEUS ATOS GEREM BONS FRUTOS EM TODAS AS ÁREAS DA MINHA VIDA E NA VIDA DE TODAS AS PESSOAS QUE CRUZAREM MEU CAMINHO. EU TE AMO E TE AGRADEÇO PELO TEU PERDÃO E PELO TEU AMOR POR MIM. TE PEÇO ISSO EM NOME DE JESUS. AMÉM.

ORAÇÃO PESSOAL

Reflita com sinceridade sobre a maneira como vem vivendo até aqui e, com os joelhos ao chão, relate com palavras verdadeiras ao Pai. Entregue-se e permita que este momento de oração seja também sua conexão com o Senhor.

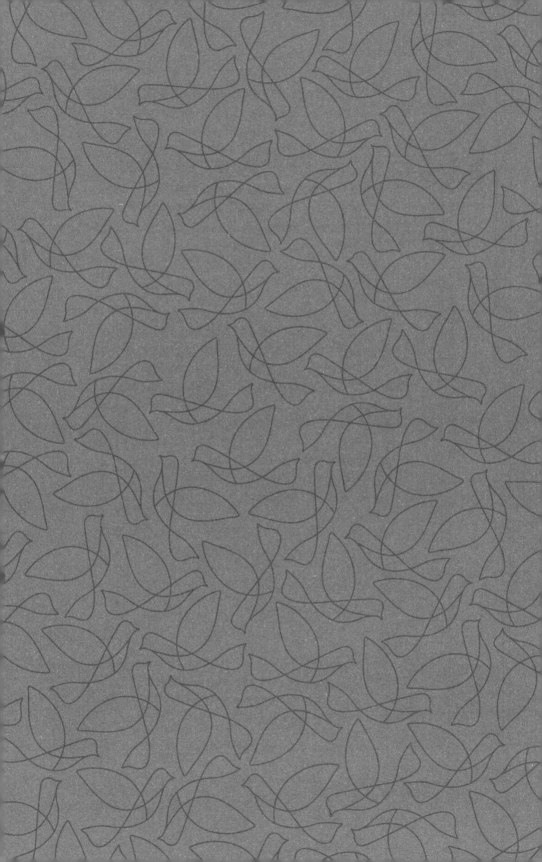

VISÃO POSITIVA DE FUTURO

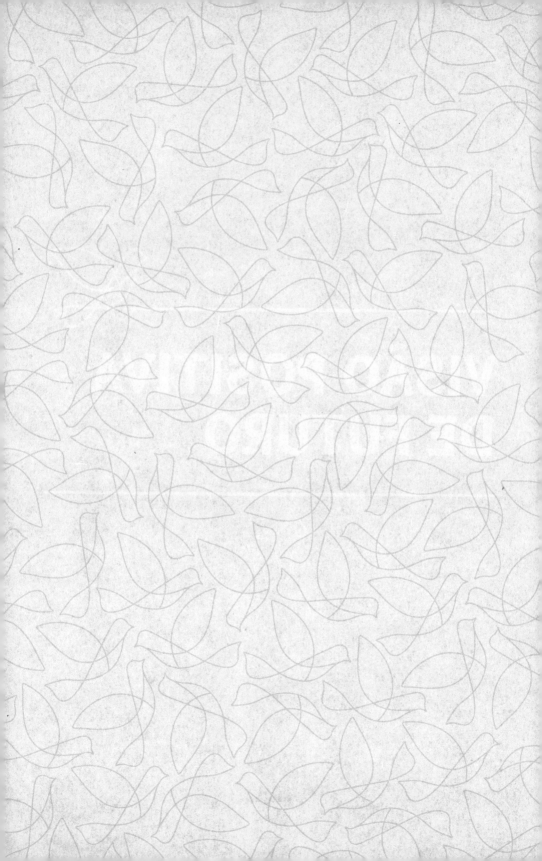

dia 28

Sorria para seu futuro

> Reveste-se de força e dignidade;
> sorri diante do futuro."
> **(PROVÉRBIOS 31:25)**

Como é gratificante a sensação de poder olhar para seu futuro e sorrir. Em outras versões bíblicas, fala-se que *quanto ao dia de amanhã, ela não tem preocupações*. Essa afirmação é tão poderosa e libertadora por ser exatamente o contraponto do que mais tem roubado a alegria da humanidade. Sorrir para o futuro significa ser livre do medo e da ansiedade em relação ao que está por vir. E só podemos sorrir para o futuro quando conseguimos *ver* esse futuro, quando conseguimos projetar em nossa mente as coisas que vamos viver e já enxergar como seremos felizes nesse tempo que ainda não chegou.

Mas é muito importante ampliar nossa reflexão sobre o contexto em que essa afirmação sobre a mulher virtuosa é feita. Em Provérbios 31:25, que fala sobre encontrar uma esposa exemplar, antes de afirmar que ela sorri para seu futuro, a Bíblia diz que ela é revestida de força e dignidade. Força fala de coragem, de resiliência, de persistência nos processos que temos que viver, fala de não desistir em meio às dificuldades e de se manter firme, posicionado, com os olhos para a missão a ser cumprida, em todas as áreas da vida.

Sobre a dignidade, o dicionário a define como uma qualidade moral que infunde respeito, consciência do seu valor, honra, autoridade e nobreza. Quando dizemos que alguém é digno, estamos falando que, por saber seu valor, essa pessoa tem uma vida de comportamentos retos, honrosos e irrepreensíveis.

PLENITUDE

Alguém que não negocia seus valores e cujas decisões são verdadeiras, justas e honestas. O digno sabe dizer sim e sabe dizer não. Não se envolve em negócios que não agradam a Deus nem faz alianças com pessoas com valores e interesses divergentes dos seus.

Convido-o agora a parar por um instante esta leitura e correr lá na sua Bíblia, no livro de Provérbios, capítulo 31, do versículo 10 até o 31. Depois de ler, volte para cá.

Você leu? Então viu que essa mulher, chamada de virtuosa, tem todos os motivos do mundo para sorrir para seu futuro. *Ela faz as escolhas certas, tem os comportamentos certos e consciência plena do seu valor.* Ela sabe que seu caráter de honra e sua atitude em fazer o que precisa ser feito nas áreas mais importantes da vida lhe asseguram uma colheita linda e feliz no futuro. Lembre-se de que *"de Deus não se zomba. Pois o que o homem semear, isso também colherá"* (Gálatas 6:7).

O texto afirma que essa mulher chamada de virtuosa tem uma lista de comportamentos sábios. Suas escolhas a colocam como pessoa de honra, de valor inestimável e de resultados incríveis no seu casamento, com os filhos, na casa (família) e nos negócios. A Bíblia diz que ela é uma esposa que só faz o bem e nunca o mal ao seu marido, que o coração dele confia nela pois conhece a esposa que tem. Diz ainda que seu marido será honrado no meio das autoridades da cidade por causa da esposa de valor que tem. Incansavelmente, ela não se rende à preguiça e mantém tudo funcionando na sua casa. Acorda cedo e, por causa dos seus cuidados e das suas habilidades, sua família não teme o frio do inverno. Essa mulher também se posiciona com sabedoria profissionalmente. Negocia propriedades e planta vinhas com a renda do seu trabalho. Ela tem um comércio lucrativo e faz negócios com os navios que levam e trazem mercadorias. Ela costura roupas de linho fino e vende-as. Seus filhos olham para ela e a chamam de mulher de honra. E, mesmo fazendo o que tem que ser feito com excelência em todos os seus múltiplos papéis, ela ainda cuida de si, vestindo-se de linho fino e de púrpura. Seu coração é sensível, e ela estende a mão para ajudar o aflito e o necessitado.

Sorrir para o futuro significa ter paz e convicção das suas colheitas, mas, para isso ser possível, é necessária muita verdade em olhar para sua vida hoje e reconhecer quais plantações precisam ser mudadas. Quais novos comportamentos, que novas atitudes e novas escolhas precisam fazer parte do seu estilo de vida?

TRAZENDO CONSCIÊNCIA

Você hoje consegue sorrir para seu futuro? Consegue olhar para seu casamento daqui a dois, cinco, dez anos e ter alegria e paz no que está por vir? E seus filhos? Quando olha para eles hoje, vendo os comportamentos, a estrutura emocional e os sonhos, seu coração se enche de alegria e paz com o futuro lindo que eles viverão ou será que sente medo e incerteza? Teme que a vida deles não seja feliz e próspera? E em relação à sua vida financeira? Com verdade e coragem: o que tem plantado hoje? Suas escolhas e resultados do presente lhe garantem um futuro financeiro de liberdade e conforto? Ou será que sente frio na barriga e se angustia pensando como será seu futuro se essa área da sua vida continuar como está?

Todos nós devemos sorrir para nosso futuro, mas, para isso, precisamos entender a importância de caminharmos hoje com sabedoria, verdade e fazendo o que tem que ser feito. E a grande chave para conquistarmos esse estilo de vida está no versículo 30, o qual diz que a mulher que teme ao Senhor será elogiada (ou seja, poderá sorrir para o futuro). Quem teme ao Senhor será louvado, pois quem teme ao Senhor vive em sabedoria, e o fruto dessa sabedoria é uma vida de muitos mais acertos do que erros. Quem teme ao Senhor se arrepende dos seus maus caminhos, busca transformação e deseja de coração obedecer e agradar a Deus.

Olhando para si hoje, o quanto você entende que teme de verdade a Deus? Não estou falando de medo, mas de temor ao Deus que é Pai, mas que também é Senhor. Há algum tempo, assisti a uma ministração sobre temor ao Senhor e os frutos dele em nossa vida que mudou completamente a minha maneira de me relacionar com o Deus que eu já amava muito, mas ainda sem saber de verdade o fundamento do temor. Busque se aprofundar mais nesse assunto e experimente ver o temor mudar seu caráter, seus pensamentos, suas escolhas e sua vida.

Só suporta a jornada quem teme ao Senhor. Só se levanta da cama todos os dias, forte e corajoso, para vencer suas limitações e desafios da vida quem tem convicção de que existe um Deus que o ama, que mandou Seu filho para morrer por você e para que tenha vida eterna na glória. Só suporta a dor de transformar dia após dia seu caráter, de moer o orgulho e obedecer a Deus quem aprendeu a olhar para Ele também como Senhor.

PLENITUDE

Partindo do princípio que *sorrir para o futuro* é um privilégio das pessoas que hoje estão vivendo com sabedoria, escolha três novas decisões que você precisa tomar hoje para caminhar para um futuro de paz, amor e plenitude. Três coisas que você precisa transformar imediatamente na sua vida.

Decisão 1

....
....
....
....

Decisão 2

....
....
....
....

Decisão 3

....
....
....
....

SORRIA PARA SEU FUTURO

PARA OUVIR DURANTE A REFLEXÃO

Aponte agora seu celular para o QR Code ao lado ou então acesse o link que deixarei a seguir. Essa foi a música que escolhi para que você inicie suas orações louvando ao Pai e entrando em comunhão com o Espírito Santo.

"DEUS DO IMPOSSÍVEL" – MINISTÉRIO APASCENTAR
http://febra.site/plenitudeplaylist

ORAÇÃO

PAI AMADO, SENHOR TODO-PODEROSO, ALFA E ÔMEGA, DEUS DE ABRÃO, DE ISAQUE E DE JACÓ. QUE BÊNÇÃO PODER TE CHAMAR DE MEU PAI. OBRIGADO, JESUS, POR TU NOS ENSINARES O CAMINHO DE UMA VIDA QUE AGRADA A DEUS, POR NOS MOSTRARES A DIREÇÃO, POR NOS ENSINARES A VERDADEIRA HUMILDADE QUE QUEBRA TODO JUGO E QUE ALINHA O NOSSO CORAÇÃO HUMANO AO TEU. TE PEÇO, PAI, QUE DERRAMES SOBRE MINHA MENTE E MEU CORAÇÃO HOJE UMA PORÇÃO TRANSBORDANTE DA TUA SABEDORIA. TIRA AS ESCAMAS DOS MEUS OLHOS PARA QUE EU POSSA ENXERGAR HOJE TUDO QUE NÃO EDIFICA A MINHA VIDA E QUE NÃO GLORIFICA O TEU NOME POR ONDE EU ANDO. QUE EU SEJA CHEIA DA TUA SANTIDADE, DO TEU PODER, DA TUA GRAÇA E DE UMA UNÇÃO PODEROSA PARA QUE TODOS OS MEUS CAMINHOS SEJAM 100% DE ACORDO COM A TUA VONTADE E OS TEUS PLANOS PARA MIM. QUERO SORRIR PARA O MEU FUTURO POR ENTENDER QUE, DIA APÓS DIA, TU ME TRANSFORMAS E ME PERDOAS. TE AMO, PAI.

ORAÇÃO PESSOAL

Pense em como enxerga seu futuro, aquele que o Senhor realmente desenha e deseja para você. Ajoelhe-se, abra o coração e converse com o Pai, pedindo e agradecendo. Deixe que este seja seu momento de obediência e abertura, criando uma verdadeira conexão com seu propósito, pois Ele é seu guia e seu Senhor.

dia 29

Construindo o futuro por meio da sua fala

Onde não há profecia, o povo se desvia; mas como é feliz quem obedece à lei!"
(PROVÉRBIOS 29:18)

A palavra "profecia" significa "palavras lançadas à frente". "*A fé é a certeza daquilo que esperamos e a prova das coisas que não vemos*" (Hebreus 11:1). Uma maneira de ativar a nossa fé **é abrirmos a boca para declarar, sem nada duvidar, a visão do que queremos que aconteça em nossa vida**. Coisas que ainda não estão acontecendo, mas que, pelos olhos dá fé, já se tornam reais.

    Em uma conferência de que participei nos Estados Unidos, o pastor Joel Osteen contou uma história incrível sobre sua mãe. Ela havia sido diagnosticada com um câncer grave. Os médicos chamaram a família e disseram que ela teria poucas semanas de vida. Aquela mulher, certamente guiada pela sabedoria do Espírito Santo, passou a usar sua boca para transformar sua realidade. Ele contou que ela passava o dia inteiro declarando em voz alta o quanto o corpo dela era forte, saudável, cheio de energia e vida. Fazia isso incontáveis vezes durante o dia. Quanto mais difícil estava o tratamento, mais ela profetizava o quanto ela era saudável e feliz. Ela também cobriu todos os espelhos da casa para não se enxergar naquele estado e, no lugar da sua imagem doente, encheu o lar de imagens dela feliz, saudável, forte e cheia de vida e sonhos. Os médicos não explicam, mas essa senhora estava linda e cheia de vida na mesma conferência em que eu estava. Detalhe: já se passaram quarenta anos desde o diagnóstico de que ela não passaria de poucas semanas. Glória a Deus! Amo ouvir testemunhos como esse, nos quais o ato de Deus é real, e a pessoa também se posiciona para acessar esse ato.

Nossas profecias são como orações, nas quais apresentamos para Deus o desejo do nosso coração já sabendo que Ele é um pai bondoso que ama realizar o desejo do nosso coração (como diz em Salmos 37:4: *"Deleite-se no Senhor, e Ele atenderá aos desejos do seu coração"*).

Além de toda a direção espiritual sobre o poder da profecia, a ciência prova que neurologicamente o nosso cérebro é guiado pelos estímulos sensoriais (visão, audição e sensações), e toda palavra declarada (boa ou ruim) entra na mente e produz automaticamente uma imagem, que por sua vez produz um pensamento. Como o cérebro não distingue o que é real do que é imaginário, nossos pensamentos, as imagens e os sentimentos associados à palavra produzem uma nova memória. A combinação das nossas memórias forma as nossas crenças, e nós vivemos o que as nossas crenças definem. Ou seja, por meio das palavras que saem da nossa boca, nós geramos o que vamos viver.

Por isso, cuidado! *Toda palavra é profética.* Seja uma palavra boa, seja uma palavra ruim, ela é profética. Intencional ou não intencional, ela é profética. Pense nisso a partir de hoje antes de falar.

Quando abrimos a boca e declaramos uma visão positiva de futuro para nossa vida, nós estamos intencionalmente mudando nossos sentimentos, produzindo os hormônios necessários para termos coragem, persistência e ousadia para realizar nossos objetivos mais incríveis. A profecia tem o poder de transportar nosso olhar, fazendo com que deixemos de olhar para as circunstâncias, os desafios e passemos a olhar com fé para a visão de futuro que está sendo construída em nossa mente. É como se injetássemos na nossa corrente sanguínea combustíveis novos chamados fé e esperança, que são fundamentais para suportarmos os dias maus.

A profecia o conecta com sua alma (razão e emoção). Quando você projeta por meio das suas palavras (profecia) seu futuro, automaticamente olha para seu estado atual, seu hoje, e isso provoca um exercício de consciência. Como eu estou hoje? O que está errado e precisando de correção rápida para eu chegar à essa imagem projetada para meu futuro? E, com essa reflexão de como está hoje versus o desejo do seu coração, já começa o milagre. A consciência que liberta e que coloca você no processo de transformação é *ativada*.

A profecia não pode ser só sobre sua vida. Use a profecia como estilo de vida. Passe a abençoar as pessoas à sua volta, a começar pelas da sua família, as pessoas que mais ama. Use sua boca para abençoar e projetar um futuro lindo para cada um dos seus filhos. Existe tanto poder nas suas palavras declaradas que, se você apenas imaginasse o tamanho desse poder, nunca mais falaria nada negativo para eles ou sobre eles.

Quando declaramos palavras de bênção para o futuro de outras pessoas, estamos nos colocando em amor no lugar delas, e isso, para nosso coração, é um treino na arte e no mandamento de *amar ao próximo*. Tenho experimentado isso na minha vida de uma maneira linda e sobrenatural. Durante a minha jornada de me tornar todos os dias uma mulher mais agradável a Deus, tive e tenho dias bem desafiadores, dias nos quais a vontade é de me esconder e sumir, e, como remédio para minha alma, coloquei na rotina o exercício de todos os dias declarar para mim como será o meu dia e ligar para o Paulo, se estivermos distantes, para profetizar sobre a vida dele. Fazendo isso dentro da nossa casa e vendo o quanto edificava a mim e a ele, me veio a ideia de todos os dias gravar no meu Instagram um vídeo de bom-dia no qual abençoo e profetizo sobre a vida de todas as pessoas que me seguem. Abro a minha boca todas as manhãs e declaro que elas serão guardadas pelos anjos do Senhor naquele dia. Profetizo que onde elas colocarem os pés serão bem-sucedidas, profetizo que terão um casamento de honra, de respeito e de amor, que seus filhos são blindados do mal e que viverão na terra a vontade de Deus, que eles nunca se desviarão dos caminhos do Senhor e que são fortes física e emocionalmente. Declaro uma saúde abundante, amigos sábios e muita prosperidade financeira para que sejam livres para escolher como querem usufruir suas vidas e que sejam um canal de muita bênção na vida dos que precisam, assim como grandes apoiadores dos projetos do reino de Deus. E sigo profetizando sua saúde emocional, declarando que suas emoções são fortes e que elas vivem plenitude em todas as áreas da vida. Declaro também que elas vão caminhar mais e mais em intimidade com o nosso Deus todo-poderoso e vão aprender sobre Ele e a ouvir Dele quem Ele as fez para ser, fazer e ter. Sua *real identidade*.

Tudo que eu desejo viver naquele dia declaro para todas as pessoas que caminham comigo nas redes sociais abrindo a minha boca como um ato de amor e generosidade. E é claro que a primeira pessoa a ser abençoada sou eu, pois todas essas palavras de bênçãos entram na minha mente e transformam meus pensamentos e sentimentos naquele dia. E é transformador ver os frutos desse movimento que comecei a fazer despretensiosamente. Vocês não imaginam os números de testemunhos lindos e poderosos sobre esse simples hábito diário. A todo lugar que vou, recebo abraços de gratidão. Pessoas dizendo que essa visão positiva que declaro sobre a vida delas todos os dias foram como se eu jorrasse vida no coração delas. Algumas dizem que, por causa do meu bom-dia profético, elas conseguiram sair de dentro do quarto escuro com depressão, que passaram a sonhar novamente. Outras dizem que as profecias feitas por mim têm curado suas crenças de não merecimento, têm feito com que elas se levantem para a vida, para reconhecer tudo que está errado e pedir ajuda para mudar. Outras pessoas viram os frutos em sua vida e agora são elas que abrem a boca para criar uma realidade de bênção na vida delas, na vida de seus pais, filhos, funcionários, amigos e todas as pessoas que elas influenciam. Lindo demais, né?!

TRAZENDO CONSCIÊNCIA

Pensar que algo tão simples, algo que não custa um centavo, é tão poderoso espiritual e emocionalmente. O poder de criar uma realidade por meio da visão positiva declarada como uma profecia é infinitamente maior do que podemos compreender. Só vivendo para experimentar. Ela sai da nossa boca, entra pelos nossos ouvidos, enche nossos corações e muda completamente nossos pensamentos e sentimentos, interferindo na nossa maneira de olhar para nós mesmos, na maneira de olharmos para o nosso próximo e na maneira de olharmos para Deus. E, à medida que falo, uma imagem é formada na minha mente e, para minha mente, essa imagem é *real*, então... vai acontecer! E você, como tem usado a boca para profetizar sua vida mais plena?

> Quero convidar você hoje a construir uma linda e poderosa profecia sobre sua vida. Escreva a seguir uma profecia sobre seu casamento, cada um dos seus filhos, sobre sua saúde, seus projetos profissionais, sua vida financeira, seus sonhos mais lindos e seu relacionamento com Deus. A profecia não tem nenhuma conexão com as dificuldades que, por acaso, viva hoje. Ela fala de fé, de futuro e do sobrenatural de Deus. Tudo que precisa é construir essa visão e *abrir a boca*, em voz alta e profetizando cada uma das coisas que escreveu. Faça isso diariamente por quarenta dias. Coloque um despertador se necessário, mas *faça*. Depois, envie-me seu testemunho, pois coisas lindas vão acontecer em sua vida, em nome de Jesus. Atente para perceber e celebrar essas vitórias.

PLENITUDE

PARA OUVIR DURANTE A REFLEXÃO

Aponte agora seu celular para o QR Code ao lado ou então acesse o link que deixarei a seguir. Essa foi a música que escolhi para que você inicie suas orações louvando ao Pai e entrando em comunhão com o Espírito Santo.

"RESSUCITA" – DAVI PASSAMANI
http://febra.site/plenitudeplaylist

ORAÇÃO

MEU SENHOR E PAI, EU HOJE COMEÇO MINHA ORAÇÃO DIZENDO QUE EU TE AMO E QUE EU QUERO TE AGRADAR COM A MINHA VIDA. ENCHE MEU CORAÇÃO E MINHA MENTE DE SABEDORIA. QUE EU POSSA, A PARTIR DE HOJE, USAR MINHA BOCA PARA EXERCER MINHA FÉ. A TUA PALAVRA DIZ QUE SEM FÉ É IMPOSSÍVEL AGRADAR A TI. ENTÃO, ENCHE MEU CORAÇÃO DE AMOR E DE FÉ, PAI, E QUE AS MINHAS PALAVRAS SEJAM INSTRUMENTOS TEUS NA MINHA VIDA E NA VIDA DAS PESSOAS QUE TU CONECTASTE A MIM. OBRIGADO, PAI, POR TANTO PERDÃO, POR TANTA MISERICÓRDIA SOBRE MINHA VIDA E PELA TUA GRAÇA DERRAMADA. TE AMO, MEU DEUS. EU TE PEÇO E JÁ TE AGRADEÇO, EM NOME DE JESUS.

ORAÇÃO PESSOAL

Pense em como enxerga seu futuro, aquele que o Senhor realmente desenha e deseja para você. Ajoelhe-se, abra o coração e converse com o Pai, pedindo e agradecendo. Deixe que este seja seu momento de obediência e abertura, criando uma verdadeira conexão com seu propósito, pois Ele é seu guia e seu Senhor.

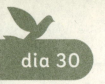

dia 30

Indo além do que limita sua visão

> Então o Senhor respondeu: 'Escreva claramente a visão em tabuinhas, para que se leia facilmente.
> Pois a visão aguarda um tempo designado; ela fala do fim, e não falhará. Ainda que se demore, espere-a; porque ela certamente virá e não se atrasará'."
> **(HABACUQUE 2:2-3)**

Essa resposta Deus deu ao profeta Habacuque quando ele estava apresentando ao Senhor, em orações, seus questionamentos sobre o motivo de tantas lutas, injustiças e destruição sobre o povo de Deus. Ele diz que vai ficar sentado esperando a direção de Deus, mas Deus responde dizendo que ele deve escrever *claramente* em tábuas a visão desejada, de modo que se leia facilmente, pois no tempo apropriado, mesmo que demore, vai se cumprir. E a visão fala do futuro (do fim). Veja que Deus manda-o agir na direção do que ele queria que acontecesse, não era para ficar parado esperando Deus falar apenas; era para *agir*, construindo com clareza a visão do que ele esperava.

Deus estava ensinando a Habacuque um princípio. Esse princípio fala que, para acessarmos coisas que queremos viver e ainda não vivemos, precisamos primeiro *ter clareza* do que desejamos. E não basta ter clareza, precisamos *escrever a visão* de maneira que facilmente seja vista, não só pelas outras pessoas, mas principalmente por nós mesmos. A visão clara produz uma imagem no nosso cérebro, e você já aprendeu que nosso cérebro não distingue o real do que é imaginado. Todas as vezes que conseguir visualizar com detalhes o que deseja viver no futuro, criará uma nova memória. Nossas memórias podem ser criadas por experiências que vivemos (realidade) ou por visualização do que desejamos viver (imaginação).

Em Romanos 12:2, somos exortados com a frase *"Não se amoldem ao padrão deste mundo, mas transformem-se pela renovação da sua mente, para que sejam capazes de experimentar e comprovar a boa, agradável e perfeita vontade de Deus"*. E uma maneira de renovar nossa mente é mudar intencionalmente o que temos projetado para nosso futuro. Podemos escolher sermos guiados pelo medo, pelas dificuldades e pelas circunstâncias atuais ou podemos *não nos amoldar ao padrão deste mundo*, não nos conformar com as lutas e dificuldades (como fez o profeta Habacuque) e perguntar para Deus tudo o que precisa ser transformado em nós para que possamos viver um futuro diferente das dores do presente. E, assim como Deus respondeu a Habacuque, uma das coisas que precisamos fazer hoje, mesmo em meio a dificuldades, é renovar nossa mente, é construir claramente uma visão positiva de futuro.

Tenho incontáveis testemunhos do poder da visão positiva de futuro. Posso dizer que, nos anos mais difíceis do meu casamento, fui provocada pela minha coach, Margarida Rahhal, a escrever detalhadamente qual a minha visão positiva de futuro para meu casamento e a ler essa visão todos os dias antes de dormir e ao acordar. Eu também devia colocar imagens poderosas que representassem essa visão positiva e olhar todos os dias por alguns minutos para essas imagens e me ver vivendo a alegria, a felicidade, a harmonia, a confiança, o respeito, a cumplicidade e o amor no meu casamento do futuro. Embora tudo isso fosse muito diferente do que eu estava de fato vivendo no meu casamento, essa visão positiva do meu futuro me manteve com esperança, me manteve enfrentando a dor do processo de moer meu orgulho e transformar meu caráter. Ela me manteve com força e coragem diante dos dias mais difíceis e no foco para buscar mais e mais conhecimento, mais tempo com Deus, mais leitura da Bíblia, mais verdade em reconhecer tudo que precisa de transformação em mim e me fez ter saúde física e emocional nos momentos de mais dor, quando parecia não ter mais jeito.

Esse é o poder sobrenatural da visão positiva de futuro. Ela projeta nossa mente e produz em nós todo o necessário para suportar a jornada, para fazermos o que precisa ser feito. Se realmente for o mais profundo desejo do seu coração, a visão tem o poder de fazer arder seu coração diante daquele sonho e, assim, passa a vencer todos os sabotadores da sua jornada até lá. A visão faz você dizer não para velhos erros, se arrepender e pedir perdão, buscar novos conhecimentos, ensina-o a ser mais humilde e a pedir ajuda quando não conseguir mais sozinho, abre seu coração para Deus e o torna resiliente e obstinado diante dos desafios que precisam ser vencidos. Essa visão positiva do futuro é a vacina contra a procrastinação, o medo e os comportamentos de autossabotagem.

TRAZENDO CONSCIÊNCIA

Nossa visão define nossos resultados. Ter uma visão clara e positiva de futuro muda seu foco das dores do passado e o faz viver o presente com fé, alegria e esperança.

Quando cria uma visão positiva para seu futuro, cria um mundo de possibilidades dentro e fora de você. Tudo isso no campo emocional, espiritual e comportamental.

> Chegou a hora de trabalhar. Você vai construir sua visão positiva de futuro para todas as áreas da vida. Não faça isso com pressa ou de qualquer jeito. Estamos falando da sua vida e da vida de todas as pessoas que ama. Sua felicidade, prosperidade e suas realizações interferem na vida de muito mais pessoas do que você pode imaginar. Lembre-se de que fomos feitos para sermos luz no mundo e sal na terra. Só que, para iluminarmos os caminhos de outras pessoas e darmos sabor à vida delas, precisamos estar com as lamparinas acesas, não pode faltar azeite... Ou seja, precisamos ser cheios de luz, de fogo, de combustível e de verdade. Primeiro em nós. Entendeu?
>
> Você agora vai pegar um caderno e escrever, com clareza e detalhes, como vai ser seu futuro. Mas, antes de começar, faça a oração no fim deste capítulo. Abra seu coração para Deus e peça que todos os seus sonhos e projetos só se realizem se estiverem 100% de acordo com a vontade de Deus para sua vida.

INDO ALÉM DO QUE LIMITA SUA VISÃO

A seguir, listo todas as áreas que deve contemplar na sua visão positiva de futuro. À medida que for escrevendo no seu caderno, vá assinalando aqui (como um checklist) para ter certeza de que nenhuma área será esquecida.

Atenção: seja *ousado*. Em um mundo onde tudo é possível, onde não existe limitação de recursos nem de tempo e onde o passado não o condena, como será sua vida? Seja claro na sua visão, assim como Deus ordenou ao profeta. Já vejo você construindo os melhores anos da sua vida até aqui e celebrando muitos e muitos sonhos realizados, para a glória de Deus.

Agora, mãos à obra.

ÁREAS DA MINHA VISÃO POSITIVA E EXTRAORDINÁRIA DE FUTURO

- **Casamento** (Como será seu casamento? Viagens de lua de mel, olho no olho, respeito, amor, novas alianças...)
- **Filhos** (Como serão seus filhos? Como eles serão com Deus? Cenas que você deseja viver com eles, viagens, momentos em família...)
- **Parentes** (Como será seu relacionamento com seus pais e irmãos? Coisas que você amaria viver junto deles.)
- **Saúde** (Como são sua alimentação, seu corpo, sua disposição e saúde geral?)
- **Lazer** (Quais atividades você deseja viver com as pessoas que ama nos seus momentos de lazer? De repente, grupos de amigos fazendo uma corrida ou quem sabe fazendo um churrasco para recebê-los na sua casa nova; talvez precise de novos amigos, pessoas mais alinhadas aos seus valores e ao que quer viver de novo na sua vida.)
- **Servir** (Como você pode contribuir com a vida de outras pessoas que não têm nada para lhe dar em troca? Como pode ser relevante na vida de outras pessoas necessitadas do que você já tem?)
- **Profissional** (Qual seu projeto profissional mais ousado? O que você deseja viver de reconhecimento e resultados nessa área da sua vida?)

- **Financeiro** (Seja específico! Quanto quer ganhar por mês? Qual será o balanço patrimonial da sua família? Qual o valor aplicado todos os meses? Quanto você deseja doar para abençoar outras vidas todos os meses?)
- **Emocional** (Como são suas emoções? Sua alegria, seu entusiasmo com a vida, sua disposição, sabedoria no agir? Descreva exatamente como você será nas suas emoções.)
- **Espiritual** (Sem dúvida a base forte da sua visão positiva de futuro é sua conexão com Deus. Construa essa visão com clareza. Escreva quanto tempo de oração e leitura da Bíblia fará todos os dias, veja-se sendo batizado, veja-se em grandes conferências de grandes homens e mulheres de Deus, veja-se servindo na casa de Deus, construa a visão de tudo o que deseja viver com o Pai.)
- **Bens materiais** (Coloque a casa dos sonhos, o carro dos sonhos, a viagem dos sonhos, a lancha, o avião... Não importa o que seja, desde que seja algo que você deseja ter e que o fato de o ter não roube seu coração de Deus. É importante a compreensão de que coisas são apenas coisas e que podemos tê-las para usufruirmos delas, e não para sermos reféns delas. Entendido?)

PARA OUVIR DURANTE A REFLEXÃO

Aponte agora seu celular para o QR Code ao lado ou então acesse o link que deixarei a seguir. Essa foi a música que escolhi para que você inicie suas orações louvando ao Pai e entrando em comunhão com o Espírito Santo.

"O DEUS QUE SURPREENDE" – DAVI SACER
http://febra.site/plenitudeplaylist

ORAÇÃO

MEU SENHOR E PAI, QUE PRIVILÉGIO APRENDER COM A TUA PALAVRA TODOS OS DIAS E RECEBER A TUA DIREÇÃO PARA A MINHA VIDA. A TUA PALAVRA É VIVA E LUZ PARA O MEU CAMINHO. EU CLAMO A TI, SENHOR, QUE A VISÃO POSITIVA QUE EU ESCREVI AGORA SOBRE A MINHA VIDA SEJA 100% ALINHADA AOS TEUS PLANOS PARA MIM. NÃO ME DEIXES, SENHOR, DESVIAR NEM PARA A DIREITA NEM PARA A ESQUERDA DA TUA VONTADE PARA MINHA VIDA. ESPÍRITO SANTO DE DEUS, GUIA A MINHA MENTE E O MEU CORAÇÃO TODOS OS DIAS DA MINHA VIDA E ME CONDUZ NA DIREÇÃO DE CADA VISÃO POSITIVA PARA O MEU FUTURO. QUE EU POSSA, POR MEIO DA RENOVAÇÃO DA MINHA MENTE, EXPERIMENTAR A BOA, AGRADÁVEL E PERFEITA VONTADE DE DEUS PARA MIM. TE AMO, JESUS.

ORAÇÃO PESSOAL

Pense em como enxerga seu futuro, aquele que o Senhor realmente desenha e deseja para você. Ajoelhe-se, abra o coração e converse com o Pai, pedindo e agradecendo. Deixe que este seja seu momento de obediência e abertura, criando uma verdadeira conexão com seu propósito, pois Ele é seu guia e seu Senhor.

dia 31

Vivendo a visão

> Não se amoldem ao padrão deste mundo, mas transformem-se pela renovação da sua mente, para que sejam capazes de experimentar e comprovar a boa, agradável e perfeita vontade de Deus."
> (ROMANOS 12:2)

A passagem bíblica que abre este capítulo merece uma profunda reflexão. Quero convidar você a dividir essa reflexão em três partes.

A primeira parte diz respeito à grande promessa existente nessa passagem escrita por Paulo, que diz que a *vontade de Deus para a nossa vida é boa, perfeita e agradável*. Vejo pessoas com uma vida de muitas lutas, dificuldades e disfunções dizendo por aí que estão vivendo como Deus quer. Isso não é verdade, não é o que a palavra Dele nos ensina. A Bíblia nos diz que Deus nos ama, Deus nos perdoa, Deus é fiel e bom o tempo todo, Deus é misericordioso, abençoador, faz infinitamente mais do que pedimos ou pensamos, nunca abandona Seus filhos e ama realizar o desejo do nosso coração. Todas essas são verdades sobre quem Deus é, sobre o caráter Dele e sobre Suas promessas para nós. Diferentemente de mim e de você, o caráter de Deus é imutável, e Ele cumpre Suas promessas.

A segunda reflexão em Romanos 12:2 é que existe um comando inicial. Paulo nos diz que não podemos nos amoldar ao padrão deste mundo. Essa palavra deixa claro que nosso olhar para o mundo tem que ser de inconformismo em relação a tudo o que não está de acordo com os valores e princípios de Deus. Não podemos nos conformar com nosso casamento infeliz, com adultério, desrespeito, desonra, grosseria, falta de afeto, de sexo, de cumplicidade e amor. Esses são padrões do mundo, não de Deus. Não podemos nos conformar com filhos revoltados, isolados, tristes, pensando em tirar a própria vida, sem sonhos, sem clareza do seu valor, andando com más companhias, bebendo, fumando, usando drogas, entre outras disfunções. Esses são padrões do mundo, e o maligno jaz no mundo. Nossos filhos não são do mundo. Não podemos olhar para nossas crianças e nossos jovens e dizer que isso é normal, que é da idade e que vai passar. E o mesmo é válido para nossa vida financeira, nossa carreira profissional, nossa saúde física e emocional e principalmente para nossa conexão com Deus. Não podemos nos conformar e aceitar disfunções. Toda disfunção precisa ser identificada e eliminada da nossa vida.

E a terceira reflexão é sobre o caminho que devemos seguir para eliminarmos tudo que hoje rouba nossa alegria e que nos impede de acessar a vontade Dele, que é boa, perfeita e agradável para nós. E o caminho que o apóstolo Paulo nos dá é *a renovação da nossa mente*. Renovação é remover o velho e colocar coisa nova no lugar. Ele nos manda tirar da nossa mente velhos conceitos, velhos paradigmas, velhas mentiras, velhos pecados, velhas crenças, velhos valores e princípios, e colocar no lugar do velho uma novidade que gera crescimento, arrependimento, aprendizado, transformação e cura. E nossa mente deve ser renovada por meio da palavra de Deus, dos padrões de Deus e por meio de novos conhecimentos que sejam 100% alinhados à Bíblia. Eu e você só experimentaremos a boa, perfeita e agradável vontade de Deus para nossa vida quando nos colocarmos nesse lugar de *metanoia* – uma mudança profunda de mentalidade e caráter, uma verdadeira conversão.

É importante lembrar que esse processo de mudança de mentalidade precisa ser constante em nós. Precisa fazer parte do nosso estilo de vida. Precisamos viver constantemente sondando nosso coração, olhando de verdade para nossos comportamentos e nossas escolhas, vendo o que está gerando resultados diferentes do que é a vontade de Deus para nós. Não tem fim. Enquanto vivermos, precisaremos andar em consciência e em inconformismo de tudo que está disfuncional em nós para que possamos mudar, buscar novos conhecimentos, novos lugares, novas pessoas, nova unção e voltar para a boa, agradável e perfeita vontade do Pai.

Ontem eu o convidei a sair do lugar que vinha limitando sua visão e a escrever uma visão superpositiva de futuro para sua vida, em todas as áreas. Esse exercício é muito poderoso, e é uma das maneiras de você não se conformar com seus resultados de hoje e construir novas possibilidades a partir da renovação da sua mente. Você primeiro traz consciência e olha como está sua vida hoje. Depois, constrói uma visão boa, perfeita e agradável para seu casamento, seus filhos, sua saúde, sua conexão com Deus e todas as demais áreas.

O que você está fazendo, na prática, é dizer para sua mente que não se conformou com a dor ou a mediocridade que tem vivido em algumas áreas e que decide se posicionar em direção à transformação da sua mente, do seu caráter, do seu conhecimento e de tudo o que for preciso ser transformado em você para acessar sua visão linda do seu futuro.

Mas atenção! Preciso alertar sobre o maior fator de impedimento na construção da sua visão positiva de futuro: *suas crenças*. E, em relação a isso, quero que pense sobre as seguintes perguntas: quais são, hoje, suas crenças sobre seu valor próprio? O quanto emocionalmente você se vê como alguém capaz de realizar obras incríveis? O que de verdade acredita que merece viver nesta vida? São essas crenças, aquilo em que de fato você emocionalmente acredita sobre si, que definirão a dimensão dos seus sonhos e dos seus projetos futuros. São as nossas crenças que dizem se suportaremos a jornada de transformação da nossa mente e acessaremos nossa visão positiva de futuro ou se desistiremos no meio do caminho.

Por isso, eu e o Paulo falamos tanto sobre a importância de reprogramarmos nossas crenças. Sua crença de valor próprio, o quanto reconhece sua identidade dada por Deus, o quanto foi perdoado, amado e escolhido pelo próprio Criador para viver uma vida plena e abundante, para ser usado para os planos de Deus na terra, vai definir a vida que vai viver em todas as áreas.

TRAZENDO CONSCIÊNCIA

Você agora talvez pergunte: "Camila, como eu reprogramo minhas crenças?". Nós conhecemos dois caminhos. O primeiro é uma vida na presença de Deus, tempo de oração, leitura e meditação na Bíblia, encher sua mente de ministrações de homens e mulheres muito usados por Deus, e tudo isso acompanhado de um coração verdadeiro, que reconhece seus erros, se arrepende, aprende e muda. Caminhando com Ele e tendo um coração ensinável, seremos ensinados, exortados, amados e curados na nossa identidade.

O outro caminho, *que não torna o anterior desnecessário*, é um processo neurológico e emocional de reprogramação de crenças, a aplicação de ferramentas cientificamente comprovadas, com as quais somos conduzidos para entendermos que somos feitos à imagem e semelhança do nosso Criador, somos perfeitos e únicos no mundo. Crer de verdade que a vontade de Deus é boa, perfeita e agradável e que toda disfunção que existe em nós hoje vem das nossas memórias de dor do passado e das mentiras que acreditamos sobre quem somos, o que somos capazes de realizar e o que merecemos viver. O

Método CIS®, maior treinamento de inteligência emocional do mundo, é uma ferramenta poderosa dada pelo próprio Deus ao Paulo ao longo de muitos anos. O Senhor foi guiando a mente do Paulo, dando conteúdos, exercícios, ferramentas e estratégias para que Seu povo fosse curado, amado e cuidado. Paulo viveu uma experiência forte com Deus e, quando ele pensava em desistir de ministrar esse treinamento (que na época acontecia em turmas bem pequenas, de 25 a 30 pessoas), Deus disse audivelmente para ele que esse curso não era do Paulo, mas Dele, e era para Seu povo, que estava com a alma doente, divorciado, falido, preso na mentira e no pecado e, algumas vezes, desejando a morte. A partir desse dia, Deus tem derramado sobre a mente do Paulo estratégias, conhecimento, ciência e, principalmente, autoridade e unção para restaurar a identidade dos seus filhos, para que não se conformem com as disfunções, se posicionem em quem Deus os fez para ser, quebrem o orgulho e vivam os planos e as promessas de Deus.

Como tudo que é de verdade mostra frutos, o Método CIS® está hoje com mais de 1,5 milhão de pessoas treinadas ao redor do mundo e incontáveis vidas, famílias, empresas e ministérios restaurados, curados, impulsionados e libertos. Gerações e gerações estão sendo resgatas pela metodologia de reprogramação das crenças (renovação da mente) e, assim, podendo experimentar a boa, perfeita e agradável vontade de Deus para Seus filhos.

Contei tudo isso apenas para que possa crer no seu coração que tem jeito, que existe um caminho. Que, se milhares de pessoas têm conseguido, você também vai viver seu processo de transformação e, por meio da sua mudança de mentalidade, acessar um novo tempo de Deus para sua vida.

> Uma das ferramentas mais poderosas de reprogramação de crenças é o Mural da Vida Extraordinária. Ele é feito por meio da sua visão positiva de futuro, a que você escreveu no seu devocional de ontem.
>
> Essa ferramenta é poderosa, pois leva sua mente a construir uma imagem para cada desejo do seu coração. Uma imagem incrível sobre seu casamento feliz, seus filhos fortes e plenos, seu corpo dos sonhos, sua saúde, suas finanças, seu sucesso profissional e todos os demais sonhos e projetos que escreveu. E, mais uma vez, como seu cérebro entende como real o que está apenas imaginando, ele vai construindo uma série de novas memórias para sua vida, e essas novas e felizes memórias vão

PLENITUDE

transformando suas crenças e gerando em você a energia e as decisões certas de que precisa para viver sua visão.

Vou colocar aqui um QR Code que ensina a construir seu mural da vida extraordinária para você sair do lugar de limitações, renovar sua mente e experimentar a linda vontade de Deus para sua vida e também tudo que Ele deseja fazer por meio dela.

https://febra.site/visao-positiva-camila-vieira

Não duvide. Faça! Eu poderia escrever cem páginas só de testemunhos de pessoas ao redor do mundo vivendo verdadeiros milagres por meio dessa ferramenta.

Eu mesma posso dar o testemunho do meu casamento, pois, quando fiz meu mural, o Paulo estava marcando a data para nosso divórcio. Eu, então, coloquei na minha visão positiva e no meu mural que ele me pediria novamente em casamento, renovaríamos nossas alianças e a pastora Ezenete nos casaria. E aconteceu exatamente assim. Nossa casa nos Estados Unidos passou dois anos no mural e, quando chegou o tempo apropriado, ela veio com todos os detalhes que sonhávamos. E eu poderia contar, só na minha vida, mais dezenas de testemunhos para convencê-lo a não deixar este exercício para depois. Pare por algumas horas e dedique-se a construir seu mural. O que pode ser mais urgente e importante para você do que sua própria vida?

VIVENDO A VISÃO

PARA OUVIR DURANTE A REFLEXÃO

Aponte agora seu celular para o QR Code ao lado ou então acesse o link que deixarei a seguir. Essa foi a música que escolhi para que você inicie suas orações louvando ao Pai e entrando em comunhão com o Espírito Santo.

"OS SONHOS DE DEUS" – PRETO NO BRANCO
http://febra.site/plenitudeplaylist

ORAÇÃO

DEUS DA MINHA VIDA, EU TE AMO E TE AGRADEÇO PELO MEU DIA DE HOJE, PELAS TUAS MISERICÓRDIAS QUE SE RENOVAM DIA APÓS DIA SOBRE MINHA VIDA E PELA CHANCE DE ESCREVER UMA NOVA E FELIZ HISTÓRIA A PARTIR DA RENOVAÇÃO DA MINHA MENTE E DO CONHECIMENTO MAIS E MAIS DA TUA PALAVRA E DA TUA VONTADE PARA MIM. EU TE APRESENTO, SENHOR, TODOS OS MEUS PLANOS, EU OS SUBMETO AO TEU QUERER PARA MINHA VIDA E TE PEÇO QUE SÓ ME PERMITAS VIVER OS SONHOS QUE ME MANTENHAM NO CENTRO DA TUA VONTADE. NUNCA ME DÊS NADA QUE ME AFASTE DE TI, SENHOR, NADA QUE ME FAÇA DESVIAR MEU CORAÇÃO. AGRADEÇO PELA SALVAÇÃO E POR MEUS PECADOS PERDOADOS, POIS ESTA É A MAIS PODEROSA E LINDA VISÃO DE FUTURO QUE EU POSSO TER NA VIDA: A ETERNIDADE NA TUA PRESENÇA. TE AMO, PAI. PEÇO TUDO ISSO EM NOME DO TEU FILHO JESUS CRISTO.

ORAÇÃO PESSOAL

Pense em como enxerga seu futuro, aquele que o Senhor realmente desenha e deseja para você. Ajoelhe-se, abra o coração e converse com o Pai, pedindo e agradecendo. Deixe que este seja seu momento de obediência e abertura, criando uma verdadeira conexão com seu propósito, pois Ele é seu guia e seu Senhor.

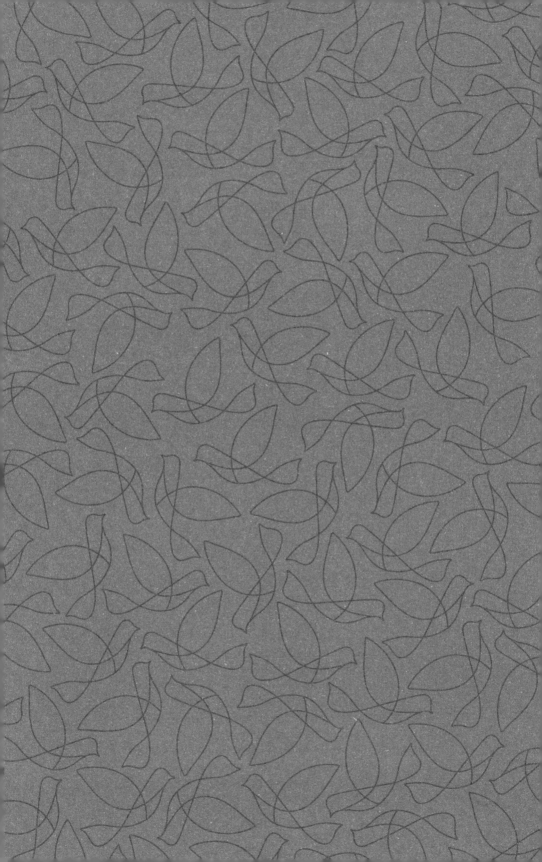

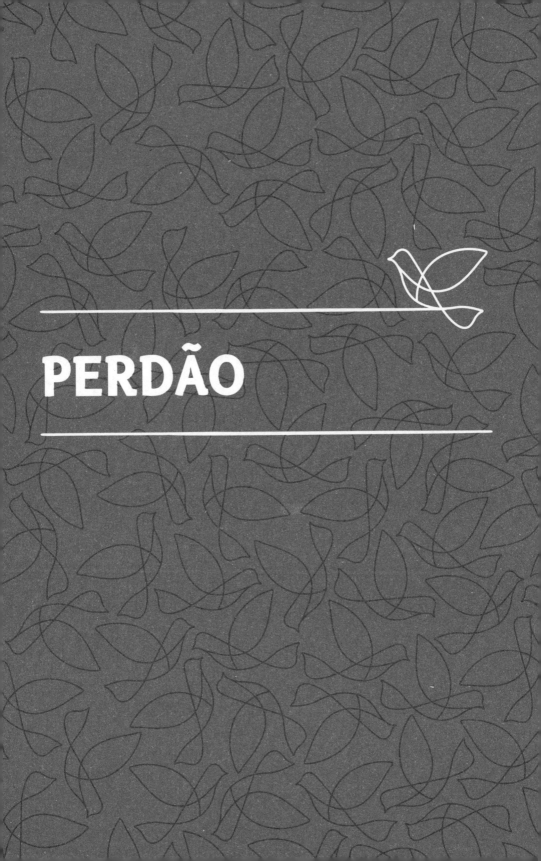

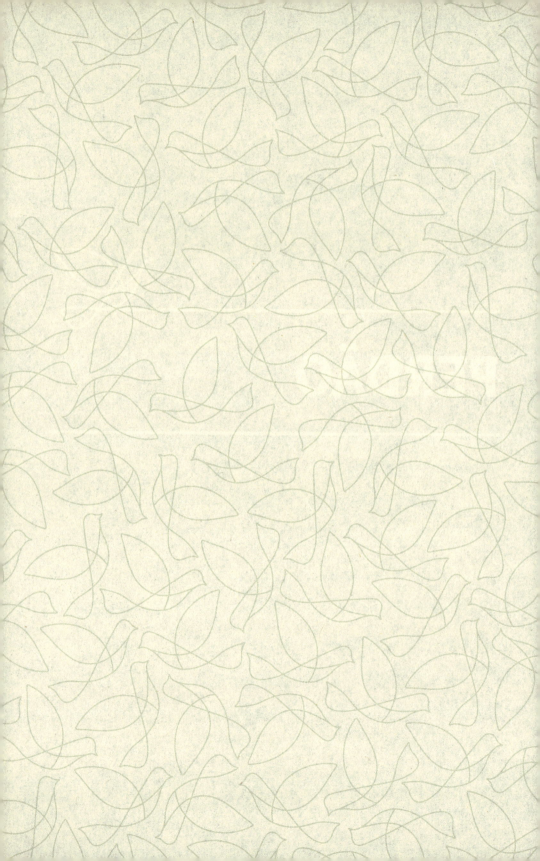

dia 32

O que é e o que não é perdoar?

> Então Pedro aproximou-se de Jesus e perguntou: 'Senhor, quantas vezes deverei perdoar a meu irmão quando ele pecar contra mim? Até sete vezes?'.
> Jesus respondeu: 'Eu lhe digo: Não até sete, mas até setenta vezes sete'."
> (MATEUS 18:21-22)

Nada é por acaso, principalmente na palavra de Deus. Você já parou para pensar que a única coisa que Jesus precisou nos mandar fazer setenta vezes sete foi *perdoar*? Ele sabia o quanto o perdão era desafiador e o quanto não perdoar nos aprisiona e destrói a nossa vida. Meu marido sempre fala que todos os problemas da humanidade vêm de um estado de não perdão. Quanto maior for sua mágoa, maiores são seus problemas.

A falta de perdão adoece nossa alma, rouba nossa alegria, nossa saúde física e emocional. A falta de perdão impede o fluir de Deus em nossa vida. E o grande motivo de não sermos rápidos em perdoar é nosso velho conhecido, o orgulho. Ele nos coloca na cadeira de juiz e algoz dos outros. Enche nossa mente e nosso coração de ofensa e de pensamentos de fúria, ira e revolta. É o orgulho que enche nossa alma de amargura e nossa boca de narrativas rancorosas como: "Foi a última vez que alguém me tratou assim, nunca mais serei feito de besta, essa pessoa para mim morreu, não importa o que ela faça, eu não perdoarei, quero que ela seja feliz, mas bem longe de mim". Afirmações como essa e muitas outras são cheias de dor e demonstram com clareza a dureza do coração.

Quero que você lembre que o orgulho é o próprio satanás, e o maior plano dele sempre vai ser afastá-lo de Deus e dos planos Dele para sua vida. Quando não perdoa, está desobedecendo a Deus e agradando o inferno. Na oração do Pai-Nosso, Jesus nos ensinou a pedir que Deus nos perdoe da mesma maneira que nós temos perdoado a quem nos tem ofendido. Será que já parou para pensar sobre isso? Deus vai perdoá-lo na mesma medida que tem perdoado as pessoas que o ferem. Forte, não? Não sei quanto a você, mas eu sigo precisando do perdão de Deus na minha vida.

É muito comum pessoas me procurarem falando que sofreram abuso na infância e que não conseguem perdoar quem as machucou. São nítidos os prejuízos, em várias áreas de sua vida, causados por essa falta de perdão. Elas seguem presas ao abusador e sempre encontram alguma maneira de se punir com suas escolhas e se conectar com pessoas que as façam sofrer novamente. Do mesmo modo, observamos esses mesmos prejuízos na vida de muitas pessoas que foram traídas em seus relacionamentos conjugais, e hoje afirmam tentar, por diversas vezes, perdoar, mas não conseguem. Levam uma vida que vai de dor em dor e de derrota em derrota.

Para ajudar você, vou mencionar algumas características do perdão e do não perdão. Assim, com muita verdade e humildade, pode examinar seu coração e seus sentimentos e tomar a decisão certa para se libertar do que tem prendido sua vida aos problemas e ciclos de dificuldades.

A primeira coisa que precisamos saber sobre o perdão é que ele é para *você*, para sua cura, e não para a pessoa que o feriu. O perdão é uma escolha, uma decisão e um processo, não um acontecimento. Ele é uma habilidade que pode treinar. Quando você perdoa, melhora sua saúde física e emocional, assume o controle dos seus pensamentos, deixa de ser uma vítima sofredora e se coloca como um herói aprendiz da vida. Para perdoar, o primeiro passo é ter coragem de olhar para dentro da sua alma, perceber seus sentimentos e suas dores e responsabilizar-se por eles. O perdão nos habilita a viver uma restituição do que nos foi roubado.

Agora, quero falar sobre o que o perdão *não é*. Saiba que perdoar não é esquecer o que fizeram com você, afinal de contas, tem uma mente saudável e memórias não se perdem com facilidade. Perdoar não tem nada a ver com negar a falha ou diminuir o peso do erro cometido, muito menos esquecer a dor como em um passe de mágica. Não é nada disso. Mas não perdoar é seu ego lutando para manter você preso ao orgulho e continuar trazendo dor e sofrimento para sua vida.

O QUE É E O QUE NÃO É PERDOAR?

Quando não perdoamos, vivemos o resto da vida revivendo a mesma dor. A pessoa que foi abusada, quando não perdoa, sempre criará uma situação para se sentir como se sentia quando era abusada. Por outro lado, quando perdoamos, quebramos as amarras que nos mantêm presos às pessoas que nos machucaram e, assim, também podemos seguir a nossa jornada sem dor.

 TRAZENDO CONSCIÊNCIA

Agora, talvez você me diga: "Camila, eu já entendi que tenho que perdoar, mas não sei por onde começar". E mais uma vez o caminho está na Bíblia: *"Vocês ouviram o que foi dito: 'Ame o seu próximo e odeie o seu inimigo'. Mas eu lhes digo: 'Amem os seus inimigos e orem por aqueles que os perseguem'"* (Mateus 5:43-44).

Eu já experimentei esse exercício de orar pelas pessoas que me traíram, enganaram e de alguma outra maneira me feriram – e é completamente sobrenatural como, à medida que oramos e abrimos nossa boca para abençoar essas pessoas, somos curados nos nossos sentimentos e pensamentos. *Desenvolvemos misericórdia, generosidade e o amor verdadeiro na prática.* Você precisa seguir orando por quem o machucou enquanto se lembrar dele com um sentimento ruim no seu coração. É treino, e todo treino precisa ser constante até virar um hábito, até aprendermos a perdoar setenta vezes sete, até o perdão tornar-se nosso estilo de vida.

Você merece viver isso.

Vamos começar nosso treino e nos tornarmos livres?

Relacione a pessoa (ou as pessoas) que o machucou e cuja ofensa ainda carrega no coração.

Perceba que dizer coisas como "eu perdoei e nem lembro mais que ela existe" ou "já perdoei, apaguei da minha vida, para mim ela morreu" não é perdão, ok?

Então, nas linhas a seguir, você colocará o nome dessa pessoa e qual o grau de relacionamento que ela tem com você (pai, irmão, irmã, cônjuge, filho etc.).

Depois disso, vai escrever a maior dor que essa pessoa lhe causou, que ainda dói quando você se lembra e que o leva a ter sentimentos ruins e a não ter perdoado de verdade ainda.

O próximo passo é escrever uma oração para Deus, abençoando essa pessoa, sua vida, saúde, família, desejando felicidade e prosperidade. Quanto mais deixar as bênçãos sobre a vida dessa pessoa fluírem em seu coração, mais livre se tornará.

Você, a partir de hoje, colocará seu despertador do celular para tocar todos os dias para orar por essa pessoa por quarenta dias.

Prepare-se para sua nova vida, prepare-se para o novo em todas as áreas que hoje parecem mortas ou amarradas. Eu já estou muito feliz por você e por tudo que você e sua família vão viver a partir dessa decisão.

O QUE É E O QUE NÃO É PERDOAR?

PARA OUVIR DURANTE A REFLEXÃO

Aponte agora seu celular para o QR Code ao lado ou então acesse o link que deixarei a seguir. Essa foi a música que escolhi para que você inicie suas orações louvando ao Pai e entrando em comunhão com o Espírito Santo.

"AQUIETA MINH'ALMA" – MINISTÉRIO ZOE
http://febra.site/plenitudeplaylist

ORAÇÃO

DEUS AMADO, PAI, EU AGRADEÇO POR TUA FIDELIDADE EM MINHA VIDA. AGRADEÇO PELO TEU PERDÃO SOBRE MINHAS INIQUIDADES E POR ME TERES DADO A POSSIBILIDADE DE ME TORNAR TEU FILHO. DERRAMA, SENHOR, SOBRE MIM UMA GRAÇA DE HUMILDADE, A HUMILDADE QUE ESVAZIA O MEU EGO E ME ENCHE DO TEU AMOR POR MIM E PELOS MEUS PRÓXIMOS. TORNA-ME ALGUÉM QUE EXERCE EMPATIA E MISERICÓRDIA COM AS PESSOAS QUE SOFREM E USA-ME, DEUS, COMO FONTE DE AMOR E TRANSFORMAÇÃO PARA ESSAS VIDAS. DÁ-ME UM CORAÇÃO IGUAL AO TEU, MEU PAI, CORAÇÃO DISPOSTO A OBEDECER, A AMAR E A PERDOAR O MEU IRMÃO. EU TE PEÇO QUE GUIES A MINHA DECISÃO DE PERDOAR E QUE CURES TODAS AS FERIDAS QUE EXISTEM NA MINHA ALMA. EU TE PEÇO E JÁ TE AGRADEÇO, EM NOME DE JESUS.

ORAÇÃO
PESSOAL

Sua oração pessoal é sua conversa particular com Deus. Por isso, fale com sinceridade sobre suas dificuldades, sobre seu ego, sobre suas amarras, e mantenha seu coração livre para receber a palavra de Deus e, enfim, perdoar com sinceridade e verdade.

dia 33

Peça perdão!

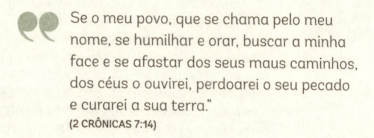

> Se o meu povo, que se chama pelo meu nome, se humilhar e orar, buscar a minha face e se afastar dos seus maus caminhos, dos céus o ouvirei, perdoarei o seu pecado e curarei a sua terra."
> **(2 CRÔNICAS 7:14)**

Foi o próprio Senhor, o Deus todo-poderoso, que apareceu ao rei Salomão logo após este ter concluído a construção do templo e disse que Ele havia escolhido aquele lugar para Seu templo, para lugar de adoração e sacrifício. Deus falou que Seus ouvidos estariam atentos à oração que fosse feita naquele lugar. Ele falou também que, se Seu povo enfrentasse lutas, pragas, secas e qualquer outro tipo de dificuldade, precisaria *se humilhar, orar, buscar a face de Deus e se arrepender dos seus erros*, pois Ele ouviria dos céus, perdoaria seus pecados e traria cura para a terra. Esse texto é muito pedagógico. Deus explica ao grande rei Salomão que existe um caminho claro, um passo a passo a ser seguido por todos aqueles que precisam da intervenção divina em sua vida.

Deus começa pedindo que nos humilhemos. Ele, mais do que ninguém, entende a raiz de todos os nossos problemas: o orgulho. Por isso, nos dá como primeiro passo vencermos nosso vilão, enfraquecermos nosso *ego* e nos humilharmos. E *se humilhar* é exatamente reconhecer nossos erros, admitir nossas falhas, nossos pecados, a desobediência, as escolhas e as alianças erradas que fizemos. É vencer o orgulho, olhar para nossa vida e trazer a verdade sobre nossos comportamentos. É admitir, sem justificativas, que erramos.

PEÇA PERDÃO!

Mas como você pode se humilhar de maneira prática?

O humilhar-se tem como pressuposto a verdade. É reconhecer no seu coração e na sua mente que errou, sem guardar esse arrependimento para si e para Deus. Você precisa abrir a boca e confessar. Precisa buscar a pessoa que feriu, olhar nos olhos e confessar seus erros, sem tentar explicar nem justificar. Precisa pedir um perdão sincero por todo o prejuízo e toda a dor que causou. Quando isso acontecer e for algo sincero do seu coração, seu ego será tratado e o orgulho perderá espaço e força. Só quando existem o verdadeiro arrependimento e a humilhação de confessar e pedir perdão, estamos prontos para os passos seguintes.

Deus disse a Salomão que, depois de se humilhar, o povo precisava orar e buscar a face de Deus. Isso quer dizer que, para que as nossas orações cheguem ao Pai e Ele venha ao nosso favor, nós primeiro nos humilhamos e depois entramos em um relacionamento com Ele – adotando isso como um estilo de vida. *Orar e buscar a face de Deus não é um evento, um acontecimento único em um momento de desespero ou de forte necessidade.* Essa busca precisa acontecer todos os dias, ser um caminhar diário, uma busca por mais e mais conhecer Sua palavra, mais tempo de oração, abrir nosso coração, apresentar ao nosso Deus e Pai toda nossa existência e pedir Sua direção para que tudo que existe em nós, nosso viver, glorifique a Deus.

Uma vez que o coração está humilde e cheio da presença de Deus, Ele diz que o próximo passo é abandonar os maus caminhos. Eu e você somos perdoados por Deus todas as vezes que existe verdadeiro arrependimento, pedido de perdão e mudança de comportamento. *Não existe humilhação nem arrependimento verdadeiro se não houver mudança de vida.* E Deus deixou claro para Salomão que Seu povo precisava se afastar dos seus maus caminhos para que as orações fossem ouvidas dos céus, para que os pecados fossem perdoados e que o socorro chegasse.

Jesus esteve com uma mulher que havia cometido adultério. Homens da lei a levaram de modo humilhante à frente de todos para que fosse apedrejada. Jesus primeiro colocou todos os acusadores da mulher para fazerem uma autoanálise de sua vida e de seus pecados (quem não tiver pecado que atire a primeira pedra) e, em seguida, depois que todos os homens se foram por terem seus pecados ainda não tratados, Jesus olha para a mulher e diz que Ele também não a condena e pede que ela vá e não peque mais. Ir e não cometer o mesmo erro, ir e mudar de comportamento é o que nos dá acesso ao perdão de Deus e à Sua intervenção em nossas vidas.

PLENITUDE

TRAZENDO CONSCIÊNCIA

Olho para minha vida, para meus erros do passado, e me pergunto onde eu estaria se eu não tivesse sido encontrada por Deus. Confesso que não gosto nem de imaginar. É quando eu vejo o tamanho sem fim da misericórdia do Senhor em minha vida. Ele me escolheu primeiro. E, se você está com este devocional em mãos, tenha convicção de que também é escolhido e que essa palavra é real na sua vida. Existe sempre um caminho em Deus para reescrevermos a nossa história. E o caminho é este:

1. Errou? Humilhe-se, confesse seu erro e peça perdão.
2. Construa um estilo de vida de oração, de buscar a face de Deus e de caminhar na presença dele.
3. Uma vez que reconheceu e pediu perdão pelos seus erros, é hora de abandonar seus maus caminhos. Mude de comportamento: abandonar o erro e o pecado é a prova do verdadeiro arrependimento. E arrepender-se é mudar!
4. Faça dos passos 1, 2 e 3 um hábito, pois enquanto vivermos teremos que nos humilhar, orar, buscar a face de Deus e abandonar nossos erros.

Se hoje você examinar seu coração e seus pensamentos, com muita coragem e verdade, por quais erros ainda não pediu perdão para quem machucou?

Talvez sejam comportamentos que hoje ainda luta para tirar da sua vida. Mesmo sem querer, eles ainda acontecem e acabam ferindo quem ama e trazendo dores e prejuízos para sua vida.

Faça uma oração. Peça que o Espírito Santo conduza sua mente de modo que lhe traga à memória erros que cometeu e pelos quais até hoje nunca se arrependeu (ou, se arrependeu-se, ficou calado, não se humilhou confessando o erro, muito menos pediu perdão).

Escreva a seguir que erros são esses e quem você prejudicou com seu erro, além de si próprio, é claro. Quando erramos, sempre fazemos vítimas. Quem foram as vítimas desses maus comportamentos?

PEÇA PERDÃO!

ERRO 1
Meu erro: ....
Nome da(s) pessoa(s) que eu feri com esse comportamento:
....
Quais os prejuízos que tenho hoje na minha vida por isso?
....
....
....

ERRO 2
Meu erro: ....
Nome da(s) pessoa(s) que eu feri com esse comportamento:
....
Quais os prejuízos que tenho hoje na minha vida por isso?
....
....
....

ERRO 3
Meu erro: ....
Nome da(s) pessoa(s) que eu feri com esse comportamento:
....
Quais os prejuízos que tenho hoje na minha vida por isso?
....
....
....

Se existirem mais de três, acrescente em uma folha extra, mas não deixe de trazer consciência sobre o que precisa ser eliminado da sua vida.

PLENITUDE

PARA OUVIR DURANTE A REFLEXÃO

Aponte agora seu celular para o QR Code ao lado ou então acesse o link que deixarei a seguir. Essa foi a música que escolhi para que você inicie suas orações louvando ao Pai e entrando em comunhão com o Espírito Santo.

"ME RENDO" – DAVI SACER
http://febra.site/plenitudeplaylist

ORAÇÃO

DEUS TODO-PODEROSO, SENHOR DE TUDO O QUE HÁ EM MIM. EU VENHO HOJE NA TUA PRESENÇA, PAI, ABRIR MEU CORAÇÃO E DIZER QUE EU ME ARREPENDO DOS MEUS MAUS CAMINHOS. QUERO TE CONFESSAR MEUS ERROS [CITE OS ERROS QUE VOCÊ COMETEU E COLOCOU NO EXERCÍCIO ANTERIOR], QUERO TE PEDIR PERDÃO, DIZER QUE EU RECONHEÇO OS PREJUÍZOS QUE CAUSEI [CITE O NOME DAS PESSOAS QUE VOCÊ FERIU E OS PREJUÍZOS QUE VOCÊ CAUSOU NA VIDA DELAS E NA SUA PRÓPRIA]. SENHOR, EU DECIDO HOJE VENCER TODO O ORGULHO E IR ATÉ ESSAS PESSOAS PEDIR PERDÃO. E EU ME COMPROMETO CONTIGO, SENHOR, A MUDAR MEUS COMPORTAMENTOS, NÃO REPETIR ESSES VELHOS ERROS. SUSTENTA-ME, SENHOR, NESSA JORNADA E NA MINHA DECISÃO DE TE AGRADAR. SENHOR, INCLINA TEUS OUVIDOS À MINHA ORAÇÃO, MUDA MEU CARÁTER E SARA A MINHA TERRA. EU TE PEÇO TUDO ISSO EM NOME DE JESUS.

ORAÇÃO PESSOAL

Sua oração pessoal é sua conversa particular com Deus. Por isso, fale com sinceridade sobre suas dificuldades, sobre seu ego, sobre suas amarras, e mantenha seu coração livre para receber a palavra de Deus e, enfim, perdoar com sinceridade e verdade.

Perdoe a si mesmo

 Porque eu lhes perdoarei a maldade e não me lembrarei mais dos seus pecados."
(JEREMIAS 31:34)

Um dos sentimentos que mais causa prejuízos na nossa vida é a culpa. A culpa é um sentimento de autoacusação constante que produz em nós uma série de comportamentos de autossabotagem, reforçando as crenças de baixo valor próprio e de não merecimento.

A culpa entra na nossa vida, na maioria das vezes, desde a infância, quando com frequência éramos responsabilizados pelas dores e dificuldades de outras pessoas. Infelizmente, é muito comum alguns pais responsabilizarem os filhos por suas frustrações e lutas. Frases como: "Se não fosse por sua causa, eu não precisaria trabalhar doze horas por dia", "Se você não existisse, eu não estaria mais neste casamento", "Está vendo como estou cansada? Tudo isso para dar para você uma vida melhor do a que eu tive"... E muitos outros exemplos que imprimem na nossa identidade a culpa. Culpa pelas dores, dificuldades, infelicidade, cansaço e tristeza dos outros. O pior é que geralmente essas dores são das pessoas que mais amamos, aumentando assim o peso da culpa.

TRAZENDO CONSCIÊNCIA

Quando comecei a viver o processo de transformação do meu caráter, a buscar quebrar o orgulho que existia em mim e resgatar a verdadeira Camila que Deus tinha planejado, o primeiro passo foi tomar consciência. Passei a reconhecer meus erros, meus pecados e as disfunções que existiam em meus comportamentos, pensamentos e sentimentos. A consciência é fundamental para qualquer processo de aprendizado e crescimento, mas, para minha surpresa, junto com a consciência que liberta, veio muito forte a *culpa* que aprisiona. À medida que fui removendo as máscaras de perfeição que usei a vida inteira e olhando com verdade para as mentiras que eu contava para o mundo e até mesmo para mim, fui enxergando em mim uma mulher nada admirável. E, quando eu associava meus erros às dores que tinha causado ao meu marido e aos meus filhos, bem como aos problemas que eu ainda enfrentava no meu casamento por causa do orgulho, da arrogância, da mentira e do egoísmo, mais e mais a culpa tomava conta de mim.

Sem dúvida, a culpa foi um dos maiores sabotadores do processo de resgate da minha verdadeira identidade e de um novo estilo de vida em que o que eu mais buscava era agradar a Deus. Quanto mais a culpa entrava no meu coração, mais eu me via como uma mulher sem valor e indigna. E, por acreditar emocionalmente nisso, passei a viver ciclos de autossabotagem. Eu sempre dava um jeito de repetir erros, falhas e velhos comportamentos que eu já tinha decidido deixar para trás. Tudo isso parecia que não ia ter fim na minha vida.

Mais uma vez, vou citar uma frase do pastor Andrew Murray: "natureza não vence natureza". Enquanto tentei vencer a culpa e a autossabotagem com minhas próprias forças, não tive sucesso. No meu processo de caminhar com Jesus mais e mais, na meditação diária na palavra de Deus, no tempo extra com Deus por meio da adoração, no ato de ouvir mais pregações e ter mais tempo de oração, o Espírito Santo de Deus foi sarando minha alma, apresentando-me o perdão divino, mostrando-me que sou, sim, amada, escolhida e, principalmente, perdoada por todos os erros de que eu me arrependi, que confessei, pelos quais pedi perdão e que não voltei a cometer. Que sou filha do Deus todo-poderoso, mas que Ele também é um Deus amoroso, cheio de misericórdia e graça. Que me ama e que me conhece pelo nome. Que os planos Dele para minha vida são muito maiores que os meus e que a Sua vontade para minha vida é boa, perfeita e agradável. Quanto mais eu alimentava minha mente com as coisas de Deus e quanto mais eu curava minhas emoções por meio do coaching individual e da inteligência emocional, mais essa verdade (a verdade do que Deus diz a meu respeito) foi entrando na minha natureza e transformando todas as coisas, principalmente arrancando a culpa do meu coração e colocando no seu lugar a misericórdia e o autoperdão, tirando o medo que angustiava minha alma e colocando um amor lindo por Deus, por mim e pelo meu próximo.

Posso afirmar que, só quando a culpa foi sendo banida da minha alma, minha verdadeira identidade foi sendo fortalecida em mim. É como se as duas não pudessem ocupar meu corpo e minha mente ao mesmo tempo. A culpa precisou sair para que meu amor-próprio e minha nova e verdadeira imagem de mulher de Deus pudessem surgir.

Eu o convido hoje a fazer uma sondagem no seu coração e nos seus pensamentos, reconhecer o quanto a culpa tem roubado sua alegria, sua esperança e principalmente sua identidade de filho amado, perdoado e escolhido de Deus. O quanto a culpa tem feito você se sabotar e não viver uma vida plena e feliz. Culpa pelos erros cometidos, culpa pelo perdão não pedido, culpa pelo perdão negado, culpa pela omissão, culpa pela dor que você causou nas pessoas que ama, culpa pelas oportunidades não aproveitadas, culpa pelos pecados cometidos, culpa, culpa, culpa...

Lembre-se: a culpa e sua identidade verdadeira dada por Deus não conseguem ocupar seu corpo ao mesmo tempo. A culpa precisa sair para o verdadeiro amor entrar. Então, como um passo de fé e de posicionamento diante da vida livre da culpa que você decide viver daqui para frente, eu o convido a fazer uma *carta de autoperdão*.

Essa carta de autoperdão será de você para si mesmo. Nela, vai confessar para si os erros que hoje geram culpa no seu coração, dizer o quanto se arrepende de tê-los cometido, pedir perdão para Deus e afirmar que, assim como Deus o perdoa, decide se perdoar. Diga na sua carta, quantas vezes forem necessárias, que se perdoa por cada erro (cite os erros, um a um). Feito esse processo para todos os pecados que geram culpa hoje na sua vida, você finalizará a carta com palavras de bênçãos sobre quem é. Diga que é amado por Deus, perdoado, livre para ser feliz e prosperar,

PLENITUDE

que os planos de Deus para sua vida são lindos e que você vai viver tudo que Deus planejou.

Guarde essa carta datada do dia de hoje, pois sei que, em um futuro breve, ela fará parte do seu testemunho. Você testemunhará sua identidade restaurada, livre de culpa e da acusação. Uma vida reta que glorifica a Deus todos os dias.

"Camila, e se eu errar de novo? Se eu pecar?" Simples: reconheça, arrependa-se, confesse, peça perdão para Deus e para quem machucar, perdoe-se e siga vivendo sua identidade de filho escolhido, amado e perdoado.

PARA OUVIR DURANTE A REFLEXÃO

Aponte agora seu celular para o QR Code ao lado ou então acesse o link que deixarei a seguir. Essa foi a música que escolhi para que você inicie suas orações louvando ao Pai e entrando em comunhão com o Espírito Santo.

"LEVA-ME ALÉM" – TOQUE NO ALTAR
http://febra.site/plenitudeplaylist

ORAÇÃO

PAI, EU TE AMO E TE AGRADEÇO HOJE PELO TEU PERDÃO. EU TE AGRADEÇO PORQUE EU NEM TE CONHECIA E TU JÁ ME CHAMAVAS PELO MEU NOME. TU CONHECIAS TODOS OS MEUS CAMINHOS E, MESMO ASSIM, ME ESCOLHESTE E ME ATRAÍSTE ATÉ TI. OBRIGADO, JESUS, PELO TEU SANGUE DERRAMADO QUE ME DEU ACESSO AO PERDÃO DOS MEUS PECADOS E À VIDA ETERNA. OBRIGADO POR NÃO TERES DESISTIDO DE MIM E POR CONDUZIRES MEU CORAÇÃO DURANTE A LEITURA DESTE DEVOCIONAL. QUE A TUA PALAVRA SEJA LÂMPADA PARA OS MEUS PÉS E QUE TODOS OS DIAS A MINHA VIDA POSSAM TE AGRADAR E LEVAR MAIS E MAIS AMOR, FÉ E ESPERANÇA PARA AS PESSOAS QUE CRUZAREM O MEU CAMINHO. EU TE AMO, DEUS, EU TE AMO, JESUS, E EU TE AMO, ESPÍRITO SANTO.

ORAÇÃO PESSOAL

Sua oração pessoal é sua conversa particular com Deus. Por isso, fale com sinceridade sobre suas dificuldades, sobre seu ego, sobre suas amarras, e mantenha seu coração livre para receber a palavra de Deus e, enfim, perdoar com sinceridade e verdade.

dia 35

Você foi perdoado

Portanto, se alguém está em Cristo, é nova criação. As coisas antigas já passaram; eis que surgiram coisas novas!"
(2 CORÍNTIOS 5:17)

A misericórdia de Deus para com a Sua criação é sem medidas. Por essa misericórdia, Ele mandou Seu único filho vir para a Terra como homem, para nos salvar, nos reconciliar, para nos dar acesso ao Seu perdão, à Sua graça e ao Seu favor. O entendimento verdadeiro do que significa Cristo na cruz é o que nos permite acessar a graça de sermos libertos, salvos e perdoados.

Quantos de nós já vivemos uma caminhada com Jesus há algum tempo, mas ainda não nos apropriamos de verdade do que Ele nos entregou morrendo naquela cruz? Jesus nos deu acesso ao Pai. O sangue Dele derramado no madeiro foi como uma carta de alforria assinada contendo seu nome, dizendo que agora você pode ser livre. Com essa carta de alforria em mãos, nós podemos passar do status de escravos do mundo e do diabo para a condição de filho abençoado, escolhido, separado e amado de Deus.

Muitas pessoas até conseguem entender que, depois que reconhecem Jesus como o Senhor e Salvador da sua vida, elas passam a ter acesso a Deus e à promessa de uma vida eterna com Ele. Mas o que muitas pessoas não têm conseguido acessar e viver é a *liberdade* transformadora que vem da sua nova condição de *nova criatura* (como diz o versículo de abertura), e essa liberdade só

VOCÊ FOI PERDOADO

se torna real quando passamos a guiar nossas escolhas e nossos comportamentos por meio de dois princípios.

O primeiro princípio é a clareza absoluta da nossa condição de perdoados e amados, a convicção de que Jesus levou consigo todos os nossos pecados e iniquidades.

Imagine o homem mais rico do mundo lhe entregando um baú com um tesouro muito valioso para você comprar a sua liberdade. Mas, por não compreender o valor e o poder que aquele tesouro carrega, passa a vida inteira só olhando para o baú com a tampa aberta, observando o brilho do tesouro, mas nunca o usa para comprar a sua liberdade.

Precisamos ter o entendimento de que, por intermédio de Cristo, fomos perdoados, e o amor Dele por mim e por você, demonstrado naquela cruz, nos tornou livres. Ele lança fora do nosso coração todo o medo, toda a culpa e a autocondenação. Quando vivemos nossa caminhada cristã sem o pleno entendimento do amor de Deus por nós, do preço que foi pago para que aprendêssemos um caminho de acesso a Ele, não usufruímos da Sua graça e passamos a nos comportar como condenados, culpados e não merecedores. *E você já entendeu que, sempre que seu coração estiver cheio de culpa e da crença de não merecimento, você encontrará uma maneira de se punir.* Punir-se com novos erros, com novos e velhos pecados, com a procrastinação, com a preguiça e a zona de conforto, com um estilo de vida destruidor (hábitos ruins) e com emoções negativas que fazem adoecer seu corpo e sua alma e o impedem de conquistar a vida que Ele o convidou para viver em Cristo.

O segundo princípio é que ser cristão significa se tornar todos os dias mais parecido com Cristo. Precisamos entender que, quando eu escolho Jesus, visto uma camisa de um time. É um posicionamento no reino espiritual e também na terra. Agora, levo comigo a marca da promessa da salvação a partir de Cristo na cruz e preciso construir uma nova vida que seja coerente com minha nova identidade de cristão. Para que isso seja possível, preciso me relacionar com Ele, preciso conhecê-Lo por meio da Sua palavra, preciso ser cheio do Seu Espírito Santo e caminhar todos os dias da minha vida na Sua presença. Só quando aprendemos sobre Ele, sobre o que O agrada e o que O entristece, só quando somos cheios do Espírito Santo, conseguimos viver uma vida alinhada à Sua vontade. *Só quando vivemos esse relacionamento com Deus como estilo de vida podemos ver nosso caráter e nossa mente serem transformados para que nossos comportamentos e nosso viver glorifiquem nosso Deus.* Até quando estivermos de boca fechada e sozinhos, onde ninguém pode nos ver, onde só Deus sabe o que fazemos e o que está no nosso coração, devemos deixar claro qual o nosso time. Esse é o único caminho que testifica que realmente mudamos da categoria de criação de Deus para *filhos*.

TRAZENDO CONSCIÊNCIA

Nossos frutos precisam ser congruentes com a bandeira de CRISTÃOS que resolvemos carregar. Nas Escrituras, já está dito: *"Vocês os reconhecerão por seus frutos. Pode alguém colher uvas de um espinheiro ou figos de ervas daninhas?"* (Mateus 7:16).

Entenda por frutos tudo o que sua vida produz. Seu casamento, seus filhos, sua vida financeira, sua conduta profissional, suas atitudes diante de pessoas necessitadas e diante de pessoas que tentam tirar o pior de você. Nossos frutos falam de quem está reinando no nosso coração, do quanto somos livres por Cristo ou do quanto ainda somos dominados por tudo que não vem de Deus.

Por isso, para poder ser perdoado, você tem de, antes de mais nada, estar consciente do estado atual de sua vida. No exercício a seguir, poderá olhar para tudo isso com muita sinceridade e, assim, seguir o caminho para ser perdoado e filho de Deus.

Depois de ler a reflexão acima sobre os dois princípios que nos fazem abandonar a velha criatura e viver o novo de Deus, olhe para sua vida e, com muita verdade, coloque a seguir uma nota de 0 a 10 para o quanto tem experimentado os dois princípios, o quanto se apropriou do tesouro que lhe entregaram e o tem usado para *ser livre*.

De 0 a 10, O QUANTO VOCÊ...

1. ☐ Tem usufruído do acesso que Deus lhe deu ao perdão, à graça e ao favor de Deus?
2. ☐ Tem usado o caminho do verdadeiro arrependimento e da mudança de comportamento diante de Deus para receber o perdão Dele?
3. ☐ Tem seu coração sarado e livre da culpa e da autocondenação dos seus erros do passado?
4. ☐ Tem enchido sua mente e seu coração da palavra de Deus para aprender sobre Ele, o que Ele espera de você e o que Ele tem preparado para você como filho?
5. ☐ Tem dado frutos na sua vida que mostram que o seu time é o de Cristo?
6. ☐ Tem uma vida que glorifica a Deus?
7. ☐ Tem no seu coração o entendimento e a certeza de que você é escolhido, separado, amado, perdoado e filho?

VOCÊ FOI PERDOADO

PARA OUVIR DURANTE A REFLEXÃO

Aponte agora seu celular para o QR Code ao lado ou então acesse o link que deixarei a seguir. Essa foi a música que escolhi para que você inicie suas orações louvando ao Pai e entrando em comunhão com o Espírito Santo.

"ENCHE-ME" – ISAIAS SAAD
http://febra.site/plenitudeplaylist

ORAÇÃO

MEU SENHOR E PAI, QUERO HOJE MAIS UMA VEZ TE AGRADECER PORQUE, NO MEIO DE 8,2 BILHÕES DE PESSOAS NESTE PLANETA, TU ME ESCOLHESTE COMO FILHO. AGRADEÇO, PAI, POR, APESAR DOS MEUS PECADOS, TERES VINDO AO MUNDO ME RESGATAR. GRATIDÃO POR TERES USADO PESSOAS E SITUAÇÕES PARA ME ATRAIR ATÉ TI E POR ME APRESENTARES TEU AMOR E TEU PERDÃO. EU TE AGRADEÇO A LIBERDADE QUE HOJE POSSO VIVER E SEI QUE ELA PODE SER AINDA MAIS AMPLA E PLENA NA MINHA VIDA. EU TE PEÇO, SENHOR, QUE GUARDES MEU CORAÇÃO E MINHA MENTE TODOS OS DIAS DA MINHA VIDA PARA QUE EU NUNCA PERCA O TEMOR E O AMOR QUE TENHO POR TI. ABENÇOA MEUS CAMINHOS E MINHAS ESCOLHAS PARA QUE TODOS OS MEUS FRUTOS GLORIFIQUEM TEU SANTO NOME. EU TE AMO, JESUS.

ORAÇÃO PESSOAL

Sua oração pessoal é sua conversa particular com Deus. Por isso, fale com sinceridade sobre suas dificuldades, sobre seu ego, sobre suas amarras, e mantenha seu coração livre para receber a palavra de Deus e, enfim, perdoar com sinceridade e verdade.

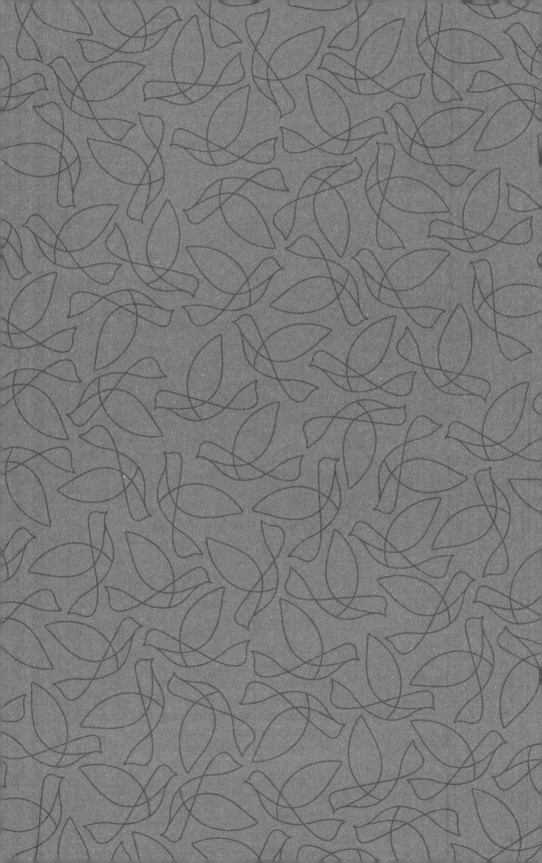

ESTRATÉGIAS PARA VENCER O MUNDO

dia 36

Seja santo

> Como filhos obedientes, não se deixem amoldar pelos maus desejos de outrora, quando viviam na ignorância.
> Mas, assim como é santo aquele que os chamou, sejam santos vocês também em tudo o que fizerem, pois está escrito: 'Sejam santos, porque eu sou santo'."
> (1 PEDRO 1:14-16)

Somos chamados por Deus para a santidade. Ele manda sermos santos, assim como Ele é. Mas será que sabemos o que de verdade significa *ser santo*?

A palavra "santidade", em hebraico, é *kadosh*, e era usada para designar algo sagrado ou para se referir a alguém que havia sido consagrado perante outras pessoas. Quando reconhecemos Jesus como Senhor e Salvador de nossa vida, estamos tomando uma decisão de segui-Lo como modelo de homem que veio à terra e nos deixou a direção de como devemos viver neste mundo. Ele pediu que nos tornássemos Seus imitadores. Imitadores da Sua generosidade, do Seu amor ao próximo, do Seu temor e da Sua obediência a Deus e de todas as virtudes do Seu caráter. Jesus nos ensinou com Sua vida o caminho para santidade.

Esse chamado para a santidade precisa ser entendido por nós como um selo de qualificação que é colocado sobre nossa vida quando vivemos um processo de mudança e transformação, quando deixamos de ser apenas criatura de Deus para nos tornarmos Seus filhos amados. Quando isso acontece, recebemos um selo de *santo* que significa que somos chamados para sermos separados do mundo e de seus comportamentos. Carregamos em nós uma marca, o selo, que diz a quem eu pertenço.

Veja que Pedro, em sua carta, nos manda sermos filhos obedientes de Deus, não nos comportando como antigamente, antes de conhecermos a verdade, que é o nosso modelo de vida, Jesus – ele deixa bem claro que não devemos nos amoldar aos nossos desejos de antes. Acho incrível essa maneira clara e direta que Pedro nos exorta sobre como era a nossa vida antes de Jesus. Ele nos chama de ignorantes, diz que desconhecíamos a existência de Deus e do Seu amor por nós, que chegava a ponto de mandar Seu único filho morrer por nós e, por meio da Sua morte na cruz, nos dar acesso ao Pai, com a chance de nos arrepender, mudar e, assim, ter nossos pecados perdoados. Ele deixa o Espírito Santo como uma espécie de bússola ou radar guiando nossos comportamentos e nos dando discernimento do que é certo e do que é errado. Também deixa em Sua palavra (a Bíblia) todos os ensinamentos de como devemos agir como filhos e imitadores de Cristo. E, dessa maneira, não somos mais ignorantes da verdade, tendo um modelo a ser seguido. É não nos rendendo ao modelo de comportamento do mundo que nos tornamos santos, pessoas separadas para um propósito, consagradas para uma missão.

Quero chamar sua atenção também para o detalhe de que ser santo significa ser separado e consagrado *perante os outros*. Isso significa que eu tenho a responsabilidade, diante de todas as pessoas que sabem que eu sou de Deus, de ter uma vida congruente com essa bandeira. Minhas palavras, meus comportamentos, meus pensamentos – tudo que eu vier a fazer precisa manifestar claramente quem é o meu Senhor e Pai.

Você certamente tem caraterísticas físicas e comportamentais do seu pai biológico. Algumas vieram pela genética e outras foram aprendidas no convívio e relacionamento – tanto é que crianças que foram adotadas se parecem muitas vezes com seus pais adotivos. Todo relacionamento produz uma troca e, na nossa posição de filhos de Deus, é da mesma maneira. Quanto mais relacionamento, quanto mais intimidade, quanto maior o conhecimento da palavra que Ele deixou, quanto mais tempo de conversas com Ele por meio da oração, mais nos tornamos semelhantes a Ele. Assim, vivemos nosso processo de santificação.

Precisamos criar um estilo de vida na presença de Deus em que possamos contemplar Sua face, aprender por meio da Sua palavra, abrir nosso coração diante Dele, em orações e súplicas, a apresentar tudo que precisa de transformação em nós. Esse estilo de vida só é possível porque Jesus nos deixou Seu Espírito Santo. Como diz João 14:16-17: "*E eu pedirei ao Pai, e ele lhes dará outro*

Conselheiro para estar com vocês para sempre, o Espírito da verdade. O mundo não pode recebê-lo, porque não o vê nem o conhece. Mas vocês o conhecem, pois ele vive com vocês, e estará em vocês".

Jesus, conhecendo nossa natureza humana e pecaminosa, antes de subir aos céus, disse que nos deixaria nosso conselheiro, nosso amigo Espírito Santo. O Espírito Santo é quem torna possível e real o processo de santificação da nossa vida. Ele é quem nos convence do que é certo e do que é errado. Ele é como um sensor poderoso no nosso espírito, alertando todas as vezes que nos aproximamos do erro e do pecado. É também quem produz a paz no nosso coração quando estamos caminhando na direção certa e testifica nossas decisões. O Espírito Santo é o combustível de transformação do nosso caráter. Ele é o nosso santificador.

Certo dia, tive a honra de jantar com o pastor Márcio Valadão, grande líder espiritual no nosso país, e ele, com um amor e uma doçura que só podem vir do céu, olhou para mim e disse: "Filha, o pecado é uma opção. Somos chamados para sermos santos e todos os dias devemos acordar e dizer: 'Hoje eu não vou pecar'. É uma decisão".

Quando conhecemos a Jesus, não somos mais ignorantes, então não podemos mais viver agindo como ignorantes. A santidade nos permite vencermos o mundo e é uma arma poderosa que blinda nossa alma (razão e emoção), nosso corpo e nosso espírito do mal.

 TRAZENDO CONSCIÊNCIA

E minha pergunta hoje é: você tem vivido em santidade?

Tem criado um estilo de vida em que, do acordar ao dormir, caminha na presença de Deus, sendo cheio do Espírito Santo?

Você, hoje, já consegue ouvir a voz do Espírito Santo o convencendo dos seus erros e pecados quando os comete?

Suas decisões são tomadas mediante oração e pedindo direção do Espírito Santo?

Somos convocados pelo nosso Pai para sermos santos, e essa missão só é possível se você construir uma rotina que o coloque na presença de Deus. Um conjunto de ações e comportamentos estruturados ao longo do seu dia vai deixar seu relacionamento com Deus e com o Espírito Santo cada dia mais lindo, mais intenso, mais forte e mais verdadeiro.

PLENITUDE

Com muita verdade, coragem e humildade, escreva nas linhas a seguir quais são hoje os comportamentos/pecados que têm mantido você afastado da vida santa que seu Pai o mandou ter. Abaixo de cada um desses comportamentos, escreva quais as consequências que ele causa hoje na sua vida.

COMPORTAMENTO
Consequência

....
....
....
....

COMPORTAMENTO
Consequência

....
....
....
....

COMPORTAMENTO
Consequência

....
....
....
....

SEJA SANTO

PARA OUVIR DURANTE A REFLEXÃO

Aponte agora seu celular para o QR Code ao lado ou então acesse o link que deixarei a seguir. Essa foi a música que escolhi para que você inicie suas orações louvando ao Pai e entrando em comunhão com o Espírito Santo.

"SONDA-ME, USA-ME" – ALINE BARROS
http://febra.site/plenitudeplaylist

ORAÇÃO

DEUS AMADO, SENHOR DA MINHA VIDA, MEU ABA, EU ESTOU HOJE, DIANTE DE TI, CLAMANDO PELO TEU PERDÃO PELOS MEUS COMPORTAMENTOS (CITE OS COMPORTAMENTOS QUE VOCÊ ESCREVEU NAS LINHAS ACIMA). EU RECONHEÇO, PAI, MINHAS MÁS ESCOLHAS, MEUS PECADOS, ME ARREPENDO E TE PEÇO QUE ME ENCHAS DO TEU ESPÍRITO SANTO PARA QUE TODOS OS DIAS EU POSSA SER SANTO COMO TU ÉS. FALA AOS MEUS OUVIDOS E AO MEU CORAÇÃO SEMPRE QUE EXISTIR EM MIM ALGUM CAMINHO RUIM, ME AJUDA A NÃO PECAR PARA QUE A MINHA VIDA POSSA GLORIFICAR O TEU SANTO NOME E QUE MEU CORAÇÃO SEJA FONTE DE VIDA NA MINHA VIDA E NA VIDA DE TODOS OS QUE CRUZAREM O MEU CAMINHO. DÁ-ME AMOR SEM MEDIDAS PELO MEU PRÓXIMO, PAIXÃO PELA TUA PALAVRA, HUMILDADE VERDADEIRA, SANTIDADE E UMA FÉ INABALÁVEL. EU TE AMO E QUERO AGRADAR-TE. TE PEÇO TUDO ISSO EM NOME DE JESUS, AMÉM!

ORAÇÃO PESSOAL

Agora, você vai conversar com Deus e explicitar sua vontade e seu compromisso em ser santo e seguir um caminho de entrega total. Com sinceridade, agradeça, reafirme em palavras sua gratidão em ser um verdadeiro filho de Deus e peça iluminação para que possa, com sua vida, ser um verdadeiro testemunho para o mundo.

dia 37

Creia sem nada duvidar

> Sem fé é impossível agradar a Deus, pois quem dele se aproxima precisa crer que ele existe e que recompensa aqueles que o buscam."
> **(HEBREUS 11:6)**

O mesmo livro de Hebreus que diz que sem fé é impossível agradar a Deus fala em Hebreus 11:1 que *"a fé é a certeza de coisas que esperamos e a prova das coisas que não vemos"*. Tanto no Velho quanto no Novo Testamento, a fé é a grande característica das pessoas que experimentaram o poder sobrenatural de Deus. Em inúmeros milagres realizados por Jesus, Ele fazia questão de reconhecer o poder da fé. Jesus disse, após milagres, frases como: "Vai, a tua fé te salvou", "Levanta-te e vai, a tua fé te salvou", "A tua fé te salvou, vai-te em paz", "Coragem filha, a tua fé te salvou!".

Jesus poderia ter curado os cegos, os paralíticos e os enfermos, ter expulsado os demônios e ressuscitado os mortos e simplesmente mandado que seguissem a vida celebrando seu novo estado de curados e libertos sem mencionar que tinham contribuído com seus milagres por meio da fé que possuíam. Porém, Jesus é pedagógico e nos ensina nos detalhes o tempo inteiro. O motivo para Ele se referir tantas vezes à importância da fé no processo do milagre é que queria que hoje, 2.023 anos após esses fatos, eu e você aprendêssemos que a fé é o caminho para acessarmos o *nosso* milagre. Mas, primeiro, precisamos primeiro crer.

CREIA SEM NADA DUVIDAR

Se eu perguntar agora quantas dificuldades e desafios você já enfrentou, é muito provável que responda que já passou por muitas lutas. Ou, quem sabe, hoje esteja no meio de mais um grande desafio, uma tempestade que parece não ter fim e que o impede de enxergar um sinal de melhora no caminho. Se existe uma certeza na vida de todos nós, seres humanos, é que passaremos por lutas, desafios e provações. Quando buscamos na palavra de Deus orientações e direção de como devemos passar pelas tempestades da nossa existência, sempre esbarramos na *fé*. A definição bíblica de fé como "*a certeza daquilo que esperamos*" é o exercício prático de conseguir olhar além das circunstâncias de dor e ameaças que estamos vivendo hoje e criar uma visão positiva de futuro para essa situação mesmo sem saber como isso vai acontecer – e muito menos quando. A fé é *crer* que essa visão positiva vai se cumprir, que o milagre vai acontecer diante de infelicidade e dor.

No meio de todo grande desafio que enfrentamos, estão presentes sempre três elementos. O primeiro elemento é o *problema*, aquilo que rouba a sua alegria. Talvez uma grande dificuldade financeira, uma doença no corpo, uma doença na alma ou quem sabe um divórcio, um problema de saúde de um filho ou de outra pessoa que ama muito. O segundo elemento presente nas lutas da nossa vida é o *medo*. Medo de fracassar, de ser rejeitado, de perder as pessoas que ama, da morte, de Deus não ouvir sua oração e não mandar seu milagre. E o terceiro elemento presente no meio das tempestades é o *tempo*. Ah, como o tempo nos maltrata... O tempo parece ser nosso maior adversário. É como se ele estivesse sempre jogando contra as nossas forças. O tempo de viver as consequências dos nossos pecados e erros do passado, o tempo do processo de mudança do caráter, o tempo dos processos na justiça, o tempo dos tratamentos médicos, o tempo de perdoar e ser perdoado, o tempo da cura do vício, o tempo...

O que nós precisamos entender é que devemos, de modo intencional, colocar o quarto elemento na equação matemática das tempestades da nossa vida para que possamos não só sobreviver como também crescer em meio às lutas e nos tornar mais parecidos com quem Deus nos chamou para ser. O quarto elemento é a *fé*.

Só com fé podemos enxergar com clareza o problema, sem menosprezar seu tamanho e impacto na nossa vida, mas também sem o aumentar. A fé permite que se veja a situação com verdade, autorresponsabilidade e consciência, sendo verdadeiro ao responder a seguinte pergunta: "O que eu fiz de errado para estar vivendo essa situação? O que deveria ter feito diferente?".

A fé é a vacina que neutraliza a ação mortal do medo. Quem tem fé confia nas promessas de Deus, quem tem fé sabe que Deus está no controle de todas as coisas, que não cai um fio de cabelo da nossa cabeça sem que Ele tenha permitido. A fé nos faz levantar os olhos além das circunstâncias e acreditar que o melhor está por vir. A fé aumenta nosso sistema imunológico, fortalece nossas emoções e conecta nosso espírito a Deus.

E é a fé que nos faz suportar o tempo do processo e, principalmente, que nos faz crescer durante a tempestade. Leia esta passagem bíblica: "Meus irmãos, considerem motivo de grande alegria o fato de passarem por diversas provações, pois vocês sabem que a prova da sua fé produz perseverança. E a perseverança deve ter ação completa, a fim de que vocês sejam maduros e íntegros, sem lhes faltar coisa alguma. Se algum de vocês tem falta de sabedoria, peça-a a Deus, que a todos dá livremente, de boa vontade; e lhe será concedida. Peça-a, porém, com fé, sem duvidar, pois aquele que duvida é semelhante à onda do mar, levada e agitada pelo vento. Não pense tal homem que receberá coisa alguma do Senhor" (Tiago 1:2-7).

É incrível que Tiago nos mande ter grande alegria por passar por muitas provações. Veja que não são poucas provações, são muitas, e que não é pouca alegria, é grande. Mas a grande chave está na promessa por de trás dessa atitude positiva (grande alegria) diante da dor (muitas provações). E a promessa é que, quando nossa fé é testada pela dificuldade, pelo medo e pelo tempo, ela produz em nós perseverança (constância e não desistir em meio às dificuldades) até que sejamos maduros e íntegros. A fé, além de nos sustentar nos dias ruins, trabalha nosso caráter e nos torna mais sábios, mais resilientes, mais humildes, mais santos e mais fortes em Jesus.

TRAZENDO CONSCIÊNCIA

Sinceramente, você já trouxe a fé bíblica e a certeza das coisas que se espera para sua vida?

Você tem visto a fé renovar suas forças, trabalhar seu caráter, torná-lo mais perseverante e mais sábio?

Se, com verdade, sua resposta para as duas perguntas acima foi "sim", parabéns! Significa que, quando essa tempestade passar, será maduro e íntegro, sem sentir falta de nada. Então, só continue tendo como motivo de toda alegria o fato de passar por essa luta, pois você está sendo forjado e sairá um gigante no final do processo.

Mas se, com verdade e humildade, sua resposta para as duas perguntas acima for "não"; se tem sido engolido pelo medo, se olha para a situação e não consegue sentir esperança, se não consegue se alegrar e não enxerga um propósito em tudo que está vivendo; se ainda não consegue entender o que precisa mudar e aprender, muito menos o que fez que o colocou nessa situação, você precisa tomar uma decisão e agir rápido.

De maneira muito prática, vamos relembrar: "*sem fé é impossível agradar a Deus*" (Hebreus 11:6); "*a prova da sua fé produz perseverança, [...] a fim de que vocês sejam maduros e íntegros*" (Tiago 1:3-4); e "*Peça-a, porém, com fé, sem duvidar, pois aquele que duvida é semelhante à onda do mar, levada e agitada pelo vento. Não pense tal homem que receberá alguma coisa do Senhor*" (Tiago 1:6-7). Ou seja, se eu não suportar as tempestades da minha vida e elas não cumprirem em mim seu papel, não terei meu caráter e minha espiritualidade tratados, pois não terei fé.

A fé vem de ouvir a mensagem, e a mensagem é ouvida na palavra de Deus.

> Diante de tudo que você acabou de ler e refletir aqui, que decisão toma hoje para aumentar sua fé e agradar a Deus? Então, vamos transformar essas decisões em uma carta de compromisso com Deus.
>
> Diga nas linhas a seguir como vai agir a partir de hoje para aumentar sua fé e crer sem nada duvidar. Seja específico com Deus e consigo mesmo. Lembre que, no balanço das tempestades da vida, só sobreviveremos e cresceremos como seres humanos se tivermos no coração o quarto elemento, a *fé*. Diga para seu Pai que precisa de fé e que, para ter fé, você se compromete a buscá-la de todo seu coração e com todo seu entendimento. Escreva como vai buscar a fé por meio da palavra de Deus todos os dias na sua vida a partir de hoje. Faça dessa carta sua oração hoje. Abra nela seu coração, apresente para Deus os seus desafios e medos e diga para Ele do seu compromisso em agir com fé diante de todas as dificuldades que existem ou que venham a existir em sua vida.
>
> Essa carta compromisso deve ser lida por você todos os dias em que se sentir fraco ou se estiver fraquejando na sua busca pela fé por meio da palavra de Deus. Lembro ainda que só a fé nas provações promove a cura, a santidade, a sabedoria, a humildade e o amor.

MINHA CARTA DE COMPROMISSO COM DEUS

Dia ....

....

Assinado ....

PARA OUVIR DURANTE A REFLEXÃO

Aponte agora seu celular para o QR Code ao lado ou então acesse o link que deixarei a seguir. Essa foi a música que escolhi para que você inicie suas orações louvando ao Pai e entrando em comunhão com o Espírito Santo.

"CREIO QUE TU ÉS A CURA" – GABRIELA ROCHA
http://febra.site/plenitudeplaylist

ORAÇÃO

DEUS MEU, A TUA PALAVRA DIZ QUE SEM FÉ É IMPOSSÍVEL AGRADAR A TI. EU TE PEÇO HOJE, SENHOR, QUE A MINHA FÉ SEJA RENOVADA E FORTALECIDA POR MEIO DA MINHA DECISÃO DIÁRIA DE LER A TUA PALAVRA E MEDITAR NELA. QUERO TER UMA FÉ QUE AGRADE A TI E QUE ACESSE OS TEUS MILAGRES E AS TUAS MARAVILHAS.
GUARDA O MEU CORAÇÃO E A MINHA MENTE NAS TUAS MÃOS E QUE NENHUM DIÁLOGO INTERNO DA MINHA MENTE COLOQUE DÚVIDA NO MEU CORAÇÃO, PORQUE EU SEI EM QUEM TENHO CRIDO. TE PEÇO TUDO ISSO EM NOME DO SENHOR JESUS.

ORAÇÃO PESSOAL

Agora, você vai conversar com Deus e explicitar sua vontade e seu compromisso em ser santo e seguir um caminho de entrega total. Com sinceridade, agradeça, reafirme em palavras sua gratidão em ser um verdadeiro filho de Deus e peça iluminação para que possa, com sua vida, ser um verdadeiro testemunho para o mundo.

dia 38

Não negocie com o pecado

Portanto, submetam-se a Deus. Resistam ao diabo, e ele fugirá de vocês."
(TIAGO 4:7)

Já sabemos que somos chamados para ser santos, separados do mundo, ou seja, nossa vida, nossos comportamentos não podem compactuar com os padrões do mundo (do diabo), mas, sim, com os padrões de Deus. E o padrão do mundo é o pecado. Mas o que é o pecado? Segundo os dicionários, é a violação de um preceito religioso, de algum mandamento. Ou seja: o mesmo que erros, lástimas, perversidades, perversões, vícios.

Biblicamente, *pecar é errar o alvo*. Se nosso alvo é sermos imitadores de Cristo, quando pecamos, nós erramos o alvo, tornando-nos imitadores do inimigo de Deus, o diabo. Pensar dessa maneira é algo forte, não é mesmo? Mas é exatamente isso que o pecado representa em nossa vida. Ele quebra nossa aliança com Deus e nos alia ao pai das trevas. O pecado é quando nossas escolhas, nossos comportamentos, nossas palavras, nossos sentimentos e pensamentos estão recheados de princípios que não são os princípios de Deus para nossa vida. Está em 1 João 3:8: *"Aquele que pratica o pecado é do diabo, porque o diabo vem pecando desde o princípio. Para isso o Filho de Deus se manifestou: para destruir as obras do diabo".*

O pecado entra na nossa vida desde muito cedo por meio das feridas emocionais da nossa alma. A semente do mal que entra em nosso coração ferido e nos faz pecar é o orgulho, do qual já falamos. O orgulho chega fingindo que vai nos proteger de futuras rejeições e dores, mas ele é como uma erva daninha que endurece nosso coração, nos torna mentirosos, impacientes, insubmissos, prepotentes e autossuficientes. Ele rouba a nossa consciência sobre quem temos sido de verdade – exatamente como Lúcifer agiu quando quis ser igual a Deus e foi expulso do céu.

O pecado é tão ardiloso que ele cauteriza nossa mente, cega nosso entendimento e ainda nos faz blasfemar contra Deus, dizendo que nós erramos porque fomos tentados por Ele. Leia isto: "Cada um, porém, é tentado pela própria cobiça, sendo por esta arrastado e seduzido. Então a cobiça, tendo engravidado, dá à luz o pecado; e o pecado, após ter-se consumado, gera a morte" (Tiago 1:14-15).

O primeiro passo para não negociar com o pecado é mudar a narrativa, algumas vezes mentirosa e enganosa, que tira a autorreponsabilidade pelos nossos erros. Preciso admitir que sou a única responsável pelos meus pecados, e mais ninguém. Não é o diabo e muito menos Deus que me fazem errar, mas, sim, *os meus maus desejos*. Claro que o inferno se alegra e celebra meus pecados e minhas más escolhas, afinal de contas, quando peco, eu convido o diabo para ter acesso à minha vida, dou legalidade (autorização) para ele agir em mim e na vida dos meus descendentes.

Logo, quem é o responsável pelos seus erros e pecados? A resposta é *você*. Os maus desejos do seu coração o fazem errar, desobedecer, pecar, quebrar sua aliança com Deus e convidar o inferno a ter acesso à influência na sua vida.

O passo seguinte para resistir ao diabo e afastá-lo de nossa vida é confessar nossos pecados, nos humilhar. Quando temos coragem de abrir a boca para outra pessoa e confessar nossos pecados, estamos praticando a auto-humilhação, estamos moendo o orgulho e, assim, quebrando a aliança com a mentira, que é a filha do diabo. Cadeias espirituais são quebradas quando os pecados são confessados. O inferno perde o acesso à sua vida, pois as portas da mentira (as brechas por onde ele se instala) foram fechadas.

> Quem esconde os seus pecados não prospera, mas quem os confessa e os abandona encontra misericórdia."
> **(PROVÉRBIOS 28:13)**

Emocionalmente, a confissão dos nossos erros gera constrangimento e dor, e um dos processos de aprendizado mais poderosos do ser humano é por meio da dor. Sua mente vai entender que, se você cometer esse mesmo erro outra vez, vai passar novamente por essa dor e por esse constrangimento. É isso que vai mantê-lo em alerta para não errar novamente. Entendeu?

Deixe-me contar uma história sobre como funciona a resistência ao diabo na prática e como obedecer a Deus atrai prosperidade. Eu tenho um projeto chamado Mulheres Experience[1], um treinamento muito poderoso que trabalha nas participantes o resgate da identidade, o senso de capacidade de realizar e a crença de merecimento de uma vida abundante, tudo isso por meio da metodologia do Coaching Integral Sistêmico e da palavra de Deus. Recentemente, uma aluna do Mulheres Experience me procurou para agradecer a transformação que tem vivido em sua vida pessoal e em seu casamento. Ela contou que, quando voltou do evento, assumiu seu papel de mulher de oração em casa, pediu perdão ao esposo pelos seus erros (auto-humilhação), confessou vícios que escondia e mudou completamente seus comportamentos como mãe e como esposa.

Ela chegou ao Mulheres Experience se sentindo inferior ao esposo, olhando para ele como um homem irrepreensível e se sentindo suja e não digna do seu amor, pois escondia alguns comportamentos e pecados, e se sentia em dívida com aquele marido tão perfeito. No evento, ela reconheceu suas falhas e decidiu abandonar os maus comportamentos, abriu a boca para mim confessando o seu pecado (auto-humilhação) e tomou a importante decisão de resistir ao diabo. *Ela saiu de lá livre do vício.* À medida que se transformava em casa, ela naturalmente provocou a transformação do seu esposo. Contou-me que ele se sentiu constrangido com a transformação da esposa e confessou que havia cometido duas traições. Ele havia pensado em nunca confessar esses dois adultérios, mas, diante daquela esposa humilde, dedicada, transformada, sábia e santa, sentiu-se na obrigação de romper também com a mentira guardada que dava espaço para o inferno destruir a vida deles. Agora os dois estão livres, limpos e quebraram todo o acesso que as trevas tinham à vida deles por causa dos pecados encobertos. Ela contou que, hoje, estão vivendo os momentos mais lindos e felizes do seu casamento e da sua família.

---

1 Desenvolvido por Camila Vieira, o programa proporciona a mulheres de todas as regiões do Brasil três dias de uma experiência inesquecível, que as conecta consigo mesmas, com Deus e com as pessoas que elas mais amam. A experiência é pensada exclusivamente para um grupo seleto de mulheres decididas a irem além, através de todo conhecimento obtido por Camila Vieira e especialistas ao longo da vida. Saiba mais em: https://digital.febracis.com/mulheres-experience-jornada-2022/.

TRAZENDO CONSCIÊNCIA

Considerando o comando que nos foi dado de submeter-se a Deus e resistir ao diabo, olhando hoje para sua vida, quais as brechas que estão abertas, dando acesso ao inimigo de Deus? O que ainda existe de pecado cometido no passado

NÃO NEGOCIE COM O PECADO

e não confessado, ou no presente, sendo vivido por você hoje, que permite que o diabo toque sua vida, seu casamento, seus filhos, suas emoções, sua saúde, sua carreira e suas finanças? O que tem roubado a sua prosperidade?

Lembre-se: o primeiro passo é se responsabilizar e admitir os pecados cometidos, o que ainda está encoberto. O segundo passo é se arrepender e encontrar alguém para quem abrir a boca, como um ato de auto-humilhação, e confessar seu pecado, viver a dor e o constrangimento dessa humilhação e *ser livre*.

Por mais desafiador que seja, você merece, e as pessoas que ama também. Você merece viver a liberdade de quem anda na verdade e merece receber as bênçãos prometidas para todos os filhos de Deus que obedecem aos Seus mandamentos e se santificam, sendo todos os dias mais humildes e cheios do Espírito Santo.

O que está esperando? Dê esse passo.

As linhas a seguir não são para você reconhecer seus erros, confessando o que ainda está encoberto. São para registrar como foi o momento da auto-humilhação. Para quem confessou seus pecados? Quais foram seus sentimentos? Quais os bons frutos que já vê na sua vida após isso acontecer? Organize esse momento tão importante. Escolha com sabedoria a pessoa para quem você vai fazer sua confissão e, depois disso, volte aqui nesta página e deixe registrado esse passo-chave na sua caminhada espiritual.

Creia! Você vai se surpreender com os milagres de restituição e bênçãos que vai viver após se submeter a Deus e resistir ao diabo.

Meu coração já está em festa, pois eu sinto no meu espírito o novo tempo de Deus chegando na sua vida. Amo você.

....
....
....
....
....
....

PLENITUDE

PARA OUVIR DURANTE A REFLEXÃO

Aponte agora seu celular para o QR Code ao lado ou então acesse o link que deixarei a seguir. Essa foi a música que escolhi para que você inicie suas orações louvando ao Pai e entrando em comunhão com o Espírito Santo.

"VENTO IMPETUOSO" – FERNANDINHO
http://febra.site/plenitudeplaylist

ORAÇÃO

DEUS MEU, PAI DA MINHA VIDA, OBRIGADO, SENHOR, PELO TEU PERDÃO ACESSÍVEL NA MINHA VIDA TODOS OS DIAS. COMO EU SOU GRATO E COMO EU PRECISO DELE. PAI, QUERO HOJE, NESTA ORAÇÃO, REFORÇAR A MINHA DECISÃO DE ME SUBMETER A TI. SUBMETER MEU CORPO, MINHA MENTE E MEU ESPÍRITO AOS TEUS ENSINAMENTOS. QUERO SER SANTO, COMO JESUS NOS MANDOU SER. QUERO HOJE, POR MEIO DA CONFISSÃO SINCERA E ARREPENDIDA DOS MEUS PECADOS (CITE OS PECADOS), PEDIR PERDÃO E DECLARAR QUE NUNCA MAIS SEREI REFÉM DA MENTIRA NEM DO PECADO. EU DECIDO TODOS OS DIAS REFORÇAR MINHA ALIANÇA CONTIGO E GLORIFICAR O TEU NOME COM A MINHA VIDA. ENCHE MINHA VIDA COM O TEU ESPÍRITO SANTO PARA QUE OS MAUS DESEJOS QUE AINDA EXISTAM NO MEU CORAÇÃO E NA MINHA MENTE SEJAM ELIMINADOS PELA PRESENÇA DO TEU SANTO ESPÍRITO EM MIM. EU TE AMO E TE PEÇO TUDO ISSO EM NOME DO TEU FILHO, JESUS, MEU SENHOR E SALVADOR. AMÉM!

ORAÇÃO PESSOAL

Agora, você vai conversar com Deus e explicitar sua vontade e seu compromisso em ser santo e seguir um caminho de entrega total. Com sinceridade, agradeça, reafirme em palavras sua gratidão em ser um verdadeiro filho de Deus e peça iluminação para que possa, com sua vida, ser um verdadeiro testemunho para o mundo.

dia 39

Use a armadura certa

> Finalmente, fortaleçam-se no Senhor e no seu forte poder. Vistam toda a armadura de Deus, para poderem ficar firmes contra as ciladas do diabo, pois a nossa luta não é contra pessoas, mas contra os poderes e autoridades, contra os dominadores deste mundo de trevas, contra as forças espirituais do mal nas regiões celestiais. Por isso, vistam toda a armadura de Deus, para que possam resistir no dia mau e permanecer inabaláveis, depois de terem feito tudo. Assim, mantenham-se firmes, cingindo-se com o cinto da verdade, vestindo a couraça da justiça e tendo os pés calçados com a prontidão do evangelho da paz. Além disso, usem o escudo da fé, com o qual vocês poderão apagar todas as setas inflamadas do Maligno. Usem o capacete da salvação e a espada do Espírito, que é a palavra de Deus. Orem no Espírito em todas as ocasiões, com toda oração e súplica; tendo isso em mente, estejam atentos e perseverem na oração por todos os santos."
> (EFÉSIOS 6:10-18)

Como demorei para entender que minhas lutas não são contra pessoas, mas contra forças espirituais! Como foi difícil olhar além do que meus olhos estavam vendo e entender que aquela situação desafiadora e de dor na minha vida estava sendo permitida por Deus para que eu aprendesse a me relacionar com Ele, para que eu obedecesse a Seus mandamentos, para que eu vivesse em santidade, fortalecesse minha fé, vencesse o pecado e acessasse o entendimento de que sem Cristo eu não sou nada e minha única fortaleza vem do Senhor.

O mundo nos ensina exatamente o contrário. Crescemos em um sistema que nos manda sermos independentes (até de Deus), que diz que temos poder de realizar todas as coisas que decidirmos realizar por meio da força dos nossos braços e da nossa mente. Que somos livres para experimentar tudo que quisermos. Que somos os donos do nosso destino e que merecemos usufruir dos prazeres que a vida tem a nos oferecer, afinal de contas, ela é passageira e "o que se leva dessa vida é a vida que a gente leva". Quantas mentiras...

Mas a mentalidade do mundo não podia ser diferente. Sabemos quem é o príncipe deste mundo: o diabo. E tudo o que ele deseja para a humanidade é desconectá-la de Deus e dos seus caminhos para assim poder roubar, matar e destruir os planos do criador para a vida de cada um de nós.

Quando comecei a aprender e aceitar que minhas lutas eram contra forças espirituais, fui buscar conhecimento, sabedoria e conselhos de pessoas com muita autoridade espiritual. Só então consegui compreender meu papel, minha responsabilidade nas lutas que eu estava vivendo, o agir das trevas sobre minha vida e o cuidado e a permissão de Deus diante de todas as situações desafiadoras que eu estava vivendo.

De uma maneira muito simples, vou tentar passar, agora, o entendimento que tive e como tenho aplicado esses princípios na minha vida.

Partindo do pressuposto que cada um vive a vida que merece e que eu sou a única responsável por mudar a mim mesma (autorresponsabilidade), precisei entender que minhas lutas e dores são frutos das minhas escolhas, dos meus comportamentos, dos meus pecados e meus erros. Mais uma vez, trago aqui a palavra de Deus que diz: "*De Deus não se zomba. Pois o que o homem semear, isso também colherá*" (Gálatas 6:7). E a Bíblia diz que somos tentados e caímos em pecado não porque Deus nos tentou, mas porque existem desejos maus em nosso coração. O orgulho, a insensatez, a mentira, a inveja, a preguiça e muitos outros comportamentos nos conectam com as forças do mal. É a carta de permissão que damos para o inferno acessar a nossa vida para roubar, matar e destruir tudo à nossa volta, a começar pela nossa identidade de filho de Deus.

Então, o primeiro entendimento de que precisamos é sobre a legalidade, a permissão que nossos pecados dão ao inferno para agir. Nossos erros nos conectam com o mal, abrem a porta para o diabo entrar e destruir os planos de Deus para nós. Mas veja que quem abre a porta somos nós, por meio dos pecados, e não o diabo. *Ele não tem esse poder.*

O segundo ponto que aprendi em meio a minhas lutas foi que o diabo usa a vida de pessoas que amamos muito para nos atingir. Até porque, se não fossem importantes para nós, essas pessoas não nos machucariam. Então, satanás usa a boca e a vida daqueles que amamos para roubar a alegria do nosso coração, nos acusar, nos confundir sobre nosso valor, nossa capacidade e nosso merecimento. O diabo ama distorcer nossa visão sobre quem somos para Deus. O principal objetivo dele é nos colocar na cadeira de réu, de culpado e de não perdoado, anulando o que Jesus fez na cruz por mim e por você.

Meu terceiro entendimento foi que Deus permite que tudo isso aconteça, porque Ele sabe que a isca que satanás usa para me derrotar pode ser transformada no maior canal de edificação da minha fé, no maior catalisador das transformações do meu caráter e fortalecer a minha jornada de busca por Deus.

Quando olho para a minha vida, para os problemas que tive no meu casamento, por exemplo, vejo com clareza os três passos que acabei de citar. Vejo meus erros e meus pecados, o orgulho que guiava meus comportamentos e a identidade completamente distorcida que corrompeu meu caráter e me fazia destruir meu casamento com minhas próprias mãos e fazer meu marido infeliz. Meus erros foram a porta aberta (por mim mesma) que o diabo usou para entrar e me atacar com minha autorização. Acredito que o divórcio com data marcada para acontecer e as críticas do meu marido foram uma dor diária permitida por Deus; eu a usei para me colocar no caminho da restauração de vida. Os planos do inferno de destruir a minha família foram a isca que eu mordi – mas consegui soltar a tempo de salvar minha vida, meu relacionamento com Deus, transformar meu caráter e ainda salvar meu casamento.

E essa história só teve, até aqui, um final feliz porque eu entendi que meu esposo não era meu inimigo, mas, sim, minha grande libertação. O que parecia ser o fim foi o começo de uma jornada de conexão com Jesus tão forte e verdadeira que transformou tudo em minha vida.

TRAZENDO CONSCIÊNCIA

Olhando para minha jornada até aqui, para o meu processo de transformação, consigo perceber que a estratégia que tem me sustentado e me feito vencer o mal foi a decisão de todos os dias me revestir da armadura de Deus. De uma maneira muito prática, nos revestir da armadura de Deus é criar um estilo de vida em que escolhemos a *verdade*, não a mentira do diabo. É nos protegermos com uma *fé inabalável* Naquele que morreu para nos dar a vida eterna na Sua presença, *Jesus*. É conhecer, viver e abrir a boca para anunciar o evangelho da paz, é usar a *palavra de Deus* como arma para combater o mal. Usar a armadura é também colocar o capacete da salvação, que, como todo capacete, protege nossa cabeça (mente) e blinda nossos ouvidos do que não vem de Deus. E, por último, construir um estilo de vida de rendição, no qual caminhamos pelos nossos dias na presença de Deus por meio da oração e súplica.

Acredito que esse é o caminho (na prática), é o estilo de vida que nos fortalece no Senhor e no Seu poder para vencer toda a estratégia do inferno de roubar a vida plena e abundante que Deus tem para nossa vida. Essa é a conduta para que sejamos revestidos da armadura de Deus. Mas reforço que o mal só tem alguma ação na nossa vida se permitirmos por meio dos nossos pecados e de nossa frieza espiritual.

Certa vez, vi um filme que dizia: "Quando você se torna muito importante para DEUS, automaticamente se torna muito importante para o diabo". Então, não se engane: quanto mais centrado na vontade de Deus e na obediência do que Ele tem mandado você realizar, mais será alvo dos ataques de satanás para tirar seu foco do alvo, que é Cristo. Sobre isso, Jesus nos deixou um recado: "*Eu lhes disse essas coisas para que em mim vocês tenham paz. Neste mundo vocês terão aflições; contudo, tenham ânimo! Eu venci o mundo*" (João 16:33).

Esta é a nossa missão nesta terra: viver a vontade de Deus, cumprir Seus mandamentos, amá-Lo sobre todas as coisas, amar ao próximo como a nós mesmos, glorificar a Deus com nossa vida (nosso exemplo precisa apontar para Cristo; por onde andarmos, temos que falar do amor Dele por nós e assim fazer mais discípulos). E, para finalizar, resistir ao diabo (vencendo o pecado), pois assim ele se afastará de nós.

USE A ARMADURA CERTA

Com muita humildade e verdade no seu coração, olhando para seus hábitos espirituais hoje, você tem caminhado vestido da armadura de Deus? Entenda que nos vestimos dela quando falamos a verdade, quando vivemos em justiça, quando conhecemos, vivemos e anunciamos o evangelho da paz, quando buscamos fortalecer todos os dias a nossa fé em Jesus e cremos em Suas promessas para todos nós, Seus filhos, quando vivemos uma vida com o coração quebrantado de amor e temor a Deus, quando nos rendemos aos Seus pés em adoração, orações e súplicas.

Olhando para todos esses comportamentos que o vestem da forte e inabalável armadura de Deus, escreva a seguir: quais partes da sua armadura estão faltando? Quais estavam faltando até hoje, mas, a partir de agora, você decide buscar para torná-las parte do seu estilo de vida espiritual, sendo assim alguém mais forte e blindado pela bela armadura dourada que Deus colocará sobre a sua vida à medida que O buscar em espírito e em verdade? Escreva o que está faltando nos seus hábitos espirituais, mas que você se compromete a partir de hoje buscar com todo seu coração e toda sua força.

PLENITUDE

PARA OUVIR DURANTE A REFLEXÃO

Aponte agora seu celular para o QR Code ao lado ou então acesse o link que deixarei a seguir. Essa foi a música que escolhi para que você inicie suas orações louvando ao Pai e entrando em comunhão com o Espírito Santo.

"EM TEUS BRAÇOS" – LUKAS AGUSTINHO
http://febra.site/plenitudeplaylist

ORAÇÃO

PAI, MEU ABA, MEU DEUS TODO-PODEROSO, COMO EU TE AMO, SENHOR. OBRIGADO, JESUS, POR ME ENSINARES O CAMINHO PARA MINHA SANTIDADE, OS PASSOS QUE DEVO SEGUIR NA MINHA VIDA PARA VENCER A CONCUPISCÊNCIA DA MINHA ALMA E TER UMA VIDA GUIADA PELOS TEUS PRINCÍPIOS E PELO TEU ESPÍRITO SANTO. EU TE PEÇO, PAI, QUE COLOQUES NO MEU CORAÇÃO E NA MINHA MENTE A VERDADE, A JUSTIÇA, O AMOR PELA TUA PALAVRA, UMA FÉ INABALÁVEL E SUBMISSA À TUA VONTADE PARA MINHA VIDA. BLINDA MINHA MENTE, MEUS PENSAMENTOS, MEUS OLHOS E OUVIDOS, E RECEBE A MINHA ORAÇÃO E O MEU AMOR. ASSIM SEREI REVESTIDA DO TEU PODER E VENCEREI O MAL. TE PEÇO TUDO ISSO EM NOME DE JESUS.

ORAÇÃO PESSOAL

Agora, você vai conversar com Deus e explicitar sua vontade e seu compromisso em ser santo e seguir um caminho de entrega total. Com sinceridade, agradeça, reafirme em palavras sua gratidão em ser um verdadeiro filho de Deus e peça iluminação para que possa, com sua vida, ser um verdadeiro testemunho para o mundo.

dia 40

Seu lugar secreto
(por Júlia Saraiva Vieira)

> Mas quando você orar, vá para seu quarto, feche a porta e ore a seu Pai, que está no secreto. Então seu Pai, que vê no secreto, o recompensará."
> **(MATEUS 6:6)**

Quem nunca se perguntou por que existimos? Afinal, por que fomos criados? Para que estamos na Terra? Tenho visto diversas pessoas dizendo que eu e você estamos aqui com o único objetivo de realizar um propósito, de ajudar outras pessoas ou de fazer grandes coisas... E, por mais que seja verdade, todas essas coisas são apenas a consequência de um porquê muito maior...

Nós fomos criados para conhecer a Deus. Fomos criados para ter um relacionamento de intimidade com o criador do universo. Desde o Jardim do Éden, quando Ele criou o homem e a mulher, todos os dias, no pôr do sol, o próprio Deus fazia questão de descer e vir para o jardim para se relacionar com Sua criação. Pensando nisso, fica fácil entender por que temos um anseio tão grande de conhecer realmente a Deus. Afinal, faz parte da nossa natureza ter relacionamento íntimo com Ele e, quando não experimentamos isso, estamos vivendo uma vida para a qual não fomos feitos – uma vida longe da presença do nosso Pai.

A presença de Deus era livre no jardim. Adão e Eva se relacionavam em total liberdade com Ele e, assim, viviam o plano original de Deus – o criador

PLENITUDE

e sua criação se relacionando com intimidade. Mas, por conta do pecado, a presença que antes era acessada com facilidade nos foi "roubada". O homem foi afastado de Deus, e o mundo estava agora sujeito ao maligno.

Mas o que poucas pessoas sabem é que, desde o momento que o pecado entrou na criação, Deus busca incessantemente restabelecer a ligação perdida entre Ele e Seu povo. Se formos analisar o Velho Testamento, podemos ver que diversos líderes foram levantados para aproximar os homens do coração do Pai mais uma vez e para, principalmente, trazê-los de novo para o lugar do qual nunca deveriam ter saído: a presença de Deus.

Moisés é a prova mais clara disso. Ele recebeu ordens de Deus para construir um tabernáculo, sendo esse um lugar onde a presença de Deus permaneceria, mais especificamente dentro de uma região que ficava no interior do tabernáculo chamado Santo dos Santos. Mas existia nesse espaço um véu que o separava das demais regiões do tabernáculo, e só teria acesso ao Santo dos Santos aqueles sumo-sacerdotes que tivessem se purificado muito e realizado diversos sacrifícios para se santificar; senão a presença e a glória de Deus, por serem muito fortes, os matariam!

Foram milhares de anos de tentativas divinas não tão bem-sucedidas de trazer os homens de volta para a ideia original – Seu povo habitando em Sua presença e tendo um real relacionamento com Ele. Mas Deus já tinha um plano, e esse plano era Jesus! Jesus foi aquele que nos aproximou do Pai mais uma vez, aquele que tirou o poder que o pecado tinha sobre nós, mas, principalmente, aquele que nos deu mais uma vez o acesso à presença de Deus.

Mateus 27:51 diz: "[...]·o véu do santuário rasgou-se em duas partes, de alto a baixo [...]". Esse é o exato momento em que Jesus foi ressuscitado, o Espírito Santo foi liberado, e o véu que nos separava da presença de Deus já não nos separava mais. Antes precisávamos ir até o Santo dos Santos; agora, o Espírito habita em nós.

O que Jesus fez foi transformar seu quarto no jardim. Da mesma maneira que antes Adão e Eva se encontravam com Deus, o direcionamento que recebemos é: "[...] vá para seu quarto, feche a porta e ore a seu Pai, que está no secreto. Então seu Pai, que vê no secreto, o recompensará" (Mateus 6:6).

TRAZENDO CONSCIÊNCIA

Lendo o texto anterior, que pedi a Júlia que escrevesse, pense comigo: se fomos criados para caminhar na presença de Deus e nos relacionar com ele, como será a sua vida, a partir de hoje, se todos os dias você entrar no seu "jardim", abrir seu coração e conversar com Deus? Como será sua vida se fortalecer todos os dias esse relacionamento com seu Pai?

Talvez você pergunte: "Camila, como devo preparar o meu "jardim" para esse momento diário de encontro com Deus?". Eu prefiro dizer que precisa preparar o ambiente do seu coração e da sua mente. Aquietar sua alma, desacelerar os pensamentos e quebrantar o coração são os passos básicos para acessar a presença.

Depois que o ambiente interno estiver preparado, vamos organizar o "jardim" – e sugiro começar pela adoração. Salmos 22:3 diz que o Senhor é santo e que é o louvor. Então, encha seu "jardim" de adoração. Coloque um louvor e, com o coração conectado ao que está cantando, abra a boca e adore a Deus. Diga que só Ele é santo, que é o Senhor da sua vida, que é o único digno de receber toda honra e toda glória. E, à medida que adora, sinta o Espírito Santo de Deus encher seu coração com a presença.

Nessa atmosfera de adoração, o próximo passo é ler a palavra de Deus. Pegue a sua Bíblia e pergunte a Deus o que Ele quer falar com você nesse dia por meio da palavra. Eu sempre escolho um livro por vez da Bíblia e faço o estudo completo desse livro, do primeiro ao último capítulo, sempre um por dia. Depois de ler, anote no seu caderno de conversas com Deus (se ainda não tem, compre um só para esse fim) o que aprendeu na leitura e que decisão tomou para colocar em prática na sua vida.

Esses passos são apenas sugestões de como eu gosto de preparar meu momento com Deus, mas você é livre para fazer do seu jeito. Lembre-se de que o lugar secreto é só seu, que é seu jardim, seu lugar e seu momento de encontro com o Pai que tanto o ama. Saiba que Ele conhece seu coração e só o quer sincero e aberto para Ele entrar e colocar todas as coisas em seus devidos lugares. À medida que você e seu Pai se conectam e o relacionamento entre vocês se fortalece, verá sua fé crescendo, sua identidade de filho de Deus sendo restaurada, sua alegria e gratidão aumentando e o Espírito Santo guiando suas emoções e seus comportamentos.

Sem dúvida o lugar secreto, seu lugar de encontro e relacionamento com Deus, é sua arma mais poderosa para vencer o mundo, para suportar os dias ruins e para torná-lo cada dia mais parecido com a pessoa que Deus o fez para ser. Seu jardim, seu lugar de encontro com Deus, é o melhor lugar do mundo para seu Pai sarar as feridas da sua alma e fortalecer suas emoções. É lá que você será cheio do Espírito Santo de Deus e verá seus frutos em sua vida (leia Gálatas 5:22). É no lugar secreto que será revestido da armadura de Deus (leia Efésios 6:10-18) que o torna forte e inabalável diante das armadilhas do mundo.

> Você está disposto a caminhar todos os dias da sua vida com esse compromisso diário? Então, escreva nas linhas a seguir seu compromisso, consigo mesmo e com Deus, de construir um estilo de vida em que nunca mais negligenciará seu lugar secreto. Escreva aqui onde será esse lugar e tudo o que você deseja viver com Deus nele. Fale para seu Pai do céu todas as experiências que quer viver com Ele a partir de hoje. Abra seu coração e diga exatamente o que deseja. Seu Pai *ama* realizar seus desejos.

SEU LUGAR SECRETO

PARA OUVIR DURANTE A REFLEXÃO

Aponte agora seu celular para o QR Code ao lado ou então acesse o link que deixarei a seguir. Essa foi a música que escolhi para que você inicie suas orações louvando ao Pai e entrando em comunhão com o Espírito Santo.

"O QUE SUA GLÓRIA FEZ COMIGO" – FERNANDA BRUM
http://febra.site/plenitudeplaylist

ORAÇÃO

ESTE DEVOCIONAL DE QUARENTA DIAS ACABA AQUI, MAS, PARA SUA VIDA, É SÓ O COMEÇO DE UMA NOVA E PODEROSA JORNADA DE INTIMIDADE COM DEUS E DEPENDÊNCIA DELE. QUERO TERMINAR DE MANEIRA DIFERENTE. NÃO VOU ESCREVER UMA ÚLTIMA ORAÇÃO, MAS VOU FAZER UMA DECLARAÇÃO DE FÉ SOBRE SUA VIDA. EU A ESCREVI NA PRIMEIRA PESSOA POIS PEÇO QUE VOCÊ A LEIA EM VOZ ALTA PARA O CÉU OUVIR, A TERRA OUVIR E O INFERNO OUVIR TUDO O QUE VOCÊ VAI VIVER COM JESUS A PARTIR DE HOJE. SEMPRE QUE SE SENTIR FRACO, VOLTE A ESTA PÁGINA DO SEU DEVOCIONAL E REPITA A DECLARAÇÃO A SEGUIR EM VOZ ALTA.

DECLARAÇÃO FINAL
(PARA LER EM VOZ ALTA)

Eu declaro sobre a minha vida que já começou o meu romper espiritual. Declaro que, a partir de hoje, todos os dias, andarei cheio da sabedoria que vem do trono de Deus, cheio do Espírito Santo e cheio de ousadia e coragem, porque sei qual é a minha identidade de filho amado e cuidado pelo Deus todo-poderoso. Declaro que meus dias serão cheios de louvores e de adoração, que meu coração queimará mais e mais por caminhar na presença de Deus. Declaro que meu lugar de descanso e refrigério é aos pés de Jesus. Nesse lugar, eu sou amado e exortado pelo meu Pai. Nesse lugar de intimidade e rendição, eu sou revestido de santidade e humildade e da certeza do que Deus me fez para ser, do que Ele me capacitou para realizar nesta vida e que Ele tem reservado para mim uma vida plena e abundante. Declaro que serei completamente apaixonado por Jesus todos os dias da minha vida e que na eternidade, quando Jesus voltar ou quando chegar meu dia de encontrá-Lo, estarei face a face com Aquele que me amou primeiro, me escolheu, me chamou de filho e morreu para que eu tivesse acesso a Ele e à vida eterna na Sua presença. Eu declaro que viverei todos os dias aqui nesta terra glorificando o nome de Deus onde quer que eu esteja, que falarei do amor de Jesus por onde eu passar e que amarei ao meu próximo, mesmo que ele seja um desconhecido ou que me persiga, como tenho aprendido a amar a mim mesmo. Eu declaro tudo isso sobre a minha vida, em nome de Jesus. A partir de hoje eu viverei *nada quebrado, nada faltando e nada fora do lugar.*